Prof. Dr. Hartmut Fröleke

Kleine Nährwerttabelle

der Deutschen Gesellschaft für Ernährung e. V.

Begründet von Prof. Dr. W. Wirths (1923–1999)

42., vollständig überarbeitete Auflage

UMSCHAU

Inhalt

Vorwort zur 42. Auflage

Die „Kleine Nährwerttabelle der Deutschen Gesellschaft für Ernährung e. V." wurde von Prof. Dr. Willi Wirths (1923–1999) begründet. Insgesamt 41 Auflagen sind von ihm herausgegeben worden. Das Tabellenwerk wurde ständig erweitert und aktuellen Entwicklungen angepasst.

Die jetzt vorliegende 42. Auflage dieses Standardwerks behält den bisherigen Umfang bei. Die Daten wurden den einschlägigen Lebensmitteltabellen sowie anderen Quellen entnommen (s. Literaturverzeichnis).

Neu ist insbesondere, dass sich alle Energie- und Nährstoffangaben auf 100 g essbaren Anteil des jeweils genannten Lebensmittels beziehen, und nicht mehr – wie bisher – auf den „essbaren Anteil von 100 g eingekaufter Ware".

Neu aufgenommen wurden auch verschiedene Herstellerangaben von Fertigprodukten. Soweit Markennamen genannt werden, ist damit keine Produktwerbung verbunden, sie dienen lediglich der schnelleren Orientierung.

Im zweiten Teil dieser Neuauflage finden sich einige spezielle Übersichten zum Gehalt an „kritischen" Nährstoffen, d. h. solchen Nährstoffen, deren bedarfsgerechte Zufuhr nicht in allen Bevölkerungsgruppen gesichert ist (Jodid, Vitamin Folsäure, Vitamin K). Außerdem wurden die bereits in den vorigen Auflagen ausgewiesenen Werte für den Puringehalt aktualisiert und bereits in Harnsäure umgerechnet.

Der dritte Teil enthält Tabellen aus den aktuellen, im Jahre 2000 erstmals von den Ernährungsgesellschaften Deutschlands, Österreichs und der Schweiz herausgegebenen „Referenzwerten für die Nährstoffzufuhr". Referenzwerte beinhalten Empfehlungen, Schätzwerte und Richtwerte. Sie sind wichtige Hilfsmittel für die Beurteilung und Bewertung von Lebensmitteln, Kostplänen usw.

Grundsätzlich gilt, dass sowohl die Nährwerttabellen im Teil 1 als auch die zitierten Referenzwerte im Teil 3 durchschnittliche Angaben enthalten Für die individuelle Ernährungsberatung können die Referenzwerte eine Orientierung sein. Es ist zu beachten: „Mit dem Anspruch der absoluten Richtigkeit ist die Planung einer bedarfsdeckenden Ernährung von Einzelpersonen mit den Referenzwerten nicht möglich, da der individuelle Bedarf nicht bekannt ist" (D – A – CH-Referenzwerte 2000, S. 11). Daher ist ein übergenaues Rechnen mit den Nährstoff- und Energiewerten im Vergleich mit den Referenzwerten zu vermeiden.

Für die Mithilfe bei der Auswahl und Zusammenstellung der Daten sowie beim Korrekturlesen danke ich Frau Dipl.oec.troph. Kathrin Sebastian.

Bremen, im November 2001
H. Fröleke

Erläuterungen zum Gebrauch der Tabellen

Im Unterschied zu den bisherigen Auflagen der „Kleinen Nährwerttabelle" (zuletzt 41. Aufl.,1999) beziehen sich alle Energie- und Nährstoffangaben jetzt auf **100 g essbaren Anteil** des jeweiligen Lebensmittels in seiner handels- bzw. verzehrsüblichen Form (Essbarer Anteil = Käufliche Rohware minus Abfall). Unter „käuflicher Rohware" ist das Lebensmittel zu verstehen, wie es in die Küche gelangt. Viele Lebensmittel – nicht alle – enthalten in diesem Zustand noch Anteile, die vor der Zubereitung entfernt werden müssen (z. B. Schalenanteile bei Kartoffeln, Kohlrabi, Nüssen usw.). Die Abfallmenge kann erheblich schwanken in Abhängigkeit vom Reifegrad, der Transportdauer sowie der Art der Verarbeitung und Zubereitung.
In der ersten Spalte der Tabellen ist die durchschnittliche Abfallmenge in Prozent angegeben, wobei es sich um Durchschnittswerte handelt, die im Einzelfall erheblich über- oder unterschritten werden können (Beispiele: Kohlrabi, durchschnittlicher Abfall 34 %, Schwankungsbreite 20–46 %; Schweinekotelett mit Knochen, durchschnittlicher Abfall 20 %, Schwankungsbreite 16–22 %). Die angegebenen Abfallmengen dienen also lediglich als Anhaltspunkt für den Wareneinkauf.

Der Energiegehalt wird in Kilocalorien und Kilojoule (kcal bzw. kJ) ausgewiesen. Dabei wurden die Mengen der energieliefernden Hauptbestandteile (Protein, Kohlenhydrate, organische Säuren, Fett, Alkohol) mit den Brennwertfaktoren gemäß EU-Richtlinie über die Nährwertkennzeichnung multipliziert und anschließend addiert:

Protein	17 kJ/g	bzw.	4 kcal/g
Fett	37 kJ/g	bzw.	9 kcal/g
Verwertbare Kohlenhydrate	17 kJ/g	bzw.	4 kcal/g
Verwertbare org. Säuren	13 kJ/g	bzw.	3 kcal/g
Alkohol (Ethanol)	29 kJ/g	bzw.	7 kcal/g

Die angegebenen **Proteinmengen (Eiweiß)** wurden einheitlich errechnet aus der Stickstoffmenge multipliziert mit dem Faktor 6,25 (N × 6,25). Diese Proteinangabe ist nach der EU-Richtlinie zum Vollzug der Nährwertkennzeichnung für alle Lebensmittel verpflichtend.

Die Gruppe der **Ballaststoffe** umfasst diejenigen hochmolekularen pflanzlichen Lebensmittelbestandteile, die von den Enzymen des menschlichen Verdauungstraktes nicht gespalten werden können und daher unverdaulich sind (Cellulose, Hemicellulosen, Pektin, Lignin u. a.).Man kann die Ballaststoffe grob in lösliche und unlösliche Ballaststoffe unterteilen; Lösliche sind vor allem in Obst, Gemüse und Kartoffeln enthalten, unlösliche vor allem in Vollgetreide.
Die in den Tabellen angegebenen Ballaststoffwerte (Gesamtballaststoffe) wurden überwiegend mittels moderner enzymatischer Verfahren ermittelt. Der Ballaststoffgehalt ist nicht zu verwechseln mit den in älteren Nährwerttabellen aufgeführten sog. Rohfaserwerten. Als Richtwert für die Zufuhr von Ballaststoffen gilt für Erwachsene eine Menge von täglich mindestens 30 g.

Vitamine können in freier und gebundener Form vorkommen. Die Tabellenwerte entsprechen der Summe aller möglichen Formen.
Der Gehalt an Vitamin A (Retinol) ist in µg Retinoläquivalen (RÄ) angegeben, d. h. es wurden die Vitamin A – aktiven Carotinoide eingerechnet entsprechend folgender Formel:
RÄ = Retinol + 1/6 ß-Carotin + 1/12 andere Vitamin A-aktive Carotinoide.
Zusätzlich werden die Werte für ß-Carotin gesondert ausgewiesen. Bei Vitamin E (Tocopherol) ist die Gesamtaktivität in mg angegeben (Tocopherol-Äquivalente).

Bei den Mengenangaben für das Vitamin Folsäure handelt es sich um die Summe freier und gebundener Folsäure in µg.

Bei der haushaltsmäßigen Zubereitung der Lebensmittel sind insbesondere bei einigen Vitaminen größere Verluste in Kauf zu nehmen. Diese sind zu berücksichtigen, wenn man die angegebenen Vitamingehalte in den Tabellen mit den „Referenzwerten für die Nährstoffzufuhr" (sog. D – A – CH – Referenzwerte, 1. Aufl. 2000; s. Anhang) für ernährungsphysiologische Auswertungen in Beziehung setzt. Durchschnittliche Verluste (bei einer teilweise großen Schwankungsbreite) sind wie folgt zu berücksichtigen: Vitamine A, B_6 und B_2 jeweils 20 %; Folsäure rd. 35 %; B_1 und C jeweils 30 %; E und Niacin jeweils etwa 10 %; B_{12} rd. 12 %.
Einige Daten in den Tabellen beziehen sich auf zubereitete bzw. ohne weitere Zubereitung verzehrsfähige Produkte. Hierbei sind die o. a. Verluste nicht zu berücksichtigen.

In diese Neuauflage der „Kleinen Nährwerttabelle" sind auch eine Reihe von (Fertig-) Produkten bestimmter Markenhersteller aufgenommen worden. Es handelt sich um Herstellerangaben, die z. T. in den DGE-Infos publiziert wurden, z. T. handelt es sich auch um Angaben der Hersteller selbst. Sofern Markennamen genannt sind, ist damit **keine** Produktwerbung verbunden!

Im zweiten Teil sind vier spezielle Übersichten zum Gehalt bestimmter Inhaltsstoffe angefügt:

- Gehalt an Purinen in ausgewählten Lebensmitteln. Die Purinwerte wurden bereits in Harnsäure umgerechnet. Eine Beschränkung der Purin- bzw. Harnsäureaufnahme ist für Personen mit erhöhten Harnsäurewerten im Blut von Bedeutung.

- Eine weitere Übersicht stellt die Folsäure-Gehalte ausgewählter Lebensmittel zusammen. Die derzeitige Folsäure – Zufuhr entspricht in keiner Altersgruppe den Empfehlungen (vgl. Ernährungsbericht 2000, S. 48 f). Außerdem wird u. a. in den „D – A – CH – Referenzwerten 2000" (S. 222) empfohlen:
  „Frauen, die schwanger werden wollen oder könnten, sollten schon vor der Konzeption zur Vorbeugung eines Neuralrohrdefektes 0,4 mg Folsäure pro Tag als Supplement aufnehmen."

- Ähnlich ungünstig sieht die Versorgungssituation beim Spurenelement Jod aus. Die Zufuhr in allen Altersgruppen liegt bei nur etwa der Hälfte der empfohlenen Menge. Eine spezielle Übersicht zeigt, welche Lebensmittel für die Jodversorgung von Bedeutung sind. Deutlich wird aber auch, dass neben einer geeigneten Lebensmittelauswahl die Verwendung von jodiertem Speisesalz unerlässlich ist.
  Deutschland ist nach WHO – Definition ein Jodmangelgebiet. Jod ist Baustein der Schilddrüsenhormone, ein Mangel an Jod in der Nahrung kann den endemischen Kropf (Struma) auslösen.
  In Deutschland ist mit Jodat angereichertes Jodsalz im Handel, das einen Jodgehalt von 15–25 mg/kg Speisesalz aufweist.

- Vitamin K spielt jüngeren Erkenntnissen zufolge – neben seiner seit langem bekannten Bedeutung für die Blutgerinnung – eine aktive Rolle bei der Entwicklung der Knochenfestigkeit. Damit könnte eine gute Versorgung mit diesem Vitamin zur Verhütung der Osteoporose beitragen.
  Unter Vitamin K wird eine Reihe von vitaminwirksamen Verbindungen verstanden.
  Von praktischer Bedeutung sind nur Vitamin K_1 und K_2. Da es verschiedene Bestimmungsmethoden gibt, sind die publizierten Analysendaten nicht immer direkt miteinander vergleichbar. Im Anhang werden daher Werte aus einschlägigen neueren Lehrbüchern („Vit.-K-Gehalte") und parallel dazu die in den Lebensmitteltabellen von Souci/Fachmann/Kraut angegebenen Daten nur für Vitamin K_1 (Phyllochinon) zitiert.

Bakterien des Dickdarms können bedeutsame Mengen an Vit. K_2 bilden, deren Wert für die Bedarfsdeckung allerdings noch nicht geklärt ist.

Im dritten Teil sind wichtige Tabellen der „D – A – CH – Referenzwerte für die Nährstoffzufuhr" (2000) aufgeführt, die für die ernährungsphysiologische Auswertung und Beurteilung von Kostplänen, beispielsweise im Rahmen der Ernährungsberatung, von Bedeutung sind:

- Referenzmaße von Körpergröße und Gewicht
- Grundumsatz unter Berücksichtigung der Referenzmaße
- Beispiele für den durchschnittlichen täglichen Energieumsatz
- Richtwerte für die durchschnittliche Energiezufuhr
- Richtwerte für die Flüssigkeitszufuhr
- Empfohlene Nährstoffzufuhr pro Tag
- Schätzwerte für eine angemessene Zufuhr pro Tag (4 Vitamine, 5 Spurenelemente)

Zeichenerklärung, Abkürzungen

1 µg = 1/1000 mg, 1 mg = 1/1000 g
1 kcal (Kilokalorie) = 4,18 kJ (Kilojoule)
+ = Nährstoff ist nur in Spuren vorhanden
• = es liegen keine oder nur unzureichende Analysenwerte vor
i. D. = im Durchschnitt
i. Tr. = in der Trockensubstanz
TK = Tiefkühlerzeugnis

Vitamin B_1 = Thiamin,
Vit. B_2 = Riboflavin,
Vit. Niacin = Nicotinamid,
Vit. C = Ascorbinsäure,
Vit. B_6 = Pyridoxin,
Vit. B_{12} = Cobalamine,
Vit. E = Tocopherole,
Vit. A = Retinol.

Einführende Hinweise zur Ernährung

Lebensmittel

Im alltäglichen Sprachgebrauch wird der Begriff Lebensmittel mit dem Begriff Nahrungsmittel gleichgesetzt – Lebensmittel ist jedoch der umfassendere Begriff. Nach dem Lebensmittel- und Bedarfsgegenständegesetz sind „Lebensmittel ... dazu bestimmt, in unverändertem, zubereitetem oder verarbeitetem Zustand vom Menschen verzehrt zu werden ...“
Man kann sagen, dass alle pflanzlichen und tierischen Produkte sowie Wasser, die zum Aufbau und zur Erhaltung des menschlichen Körpers und zur Energielieferung beitragen, zu den Lebensmitteln zu rechnen sind.

Nährstoffe

Alle Lebensmittel enthalten chemische Substanzen, aus denen der Körper Energie gewinnen und körpereigene Stoffe aufbauen kann. Man unterscheidet die energieliefernden Nährstoffgruppen Eiweiß (Proteine), Fette und Kohlenhydrate (auch Alkohol muss man dazu zählen) und die nichtenergieliefernden Nährstoffe wie Wasser, Mineralstoffe, Spurenelemente und Vitamine. Nährstoffe, die der Körper nicht selbst synthetisieren kann und die daher regelmäßig mit der Nahrung aufgenommen werden müssen, nennt man essenziell oder unentbehrlich.
Etwa 50 Nährstoffe sind essenziell, nämlich Wasser, verschiedene Eiweißbausteine, einige Fettsäuren, Traubenzucker (Glucose) sowie eine Reihe von Mineralstoffen, Spurenelementen und Vitaminen. Diese müssen in bedarfsgerechten Mengen mit der Nahrung zugeführt werden. Dabei sollte auf Vielseitigkeit in der Nahrungsauswahl geachtet werden, da eine einseitige Lebensmittelauswahl über längere Zeit die Gefahr einer ungenügenden Versorgung mit einzelnen Nährstoffen birgt. Auch die Relation der Nährstoffe untereinander ist von Bedeutung.
Die Körperzellen aller Lebewesen werden mit Hilfe aufgenommener Nährstoffe fortlaufend auf-, ab- oder umgebaut. Dabei fallen mehr oder weniger große Mengen an Ausscheidungsprodukten an. Die Summe aller dieser Vorgänge bezeichnet man als Stoffwechsel.
Einer der wichtigsten Prozesse ist die Energiegewinnung. Die in den energieliefernden Nährstoffgruppen der Lebensmittel gespeicherte Energie wird unter Verwendung des aus der Luft entnommenen Sauerstoffs oxidiert („verbrannt“), um u. a. die notwendige Energie für die Aufrechterhaltung der Körpertemperatur, das Funktionieren der Organe und die Muskeltätigkeit bereitzustellen. Man misst den Energiegehalt bzw. -bedarf in Kilokalorien (kcal) bzw. in Kilojoule (kJ).
1 kcal entsprechen 4,18 kJ; 1 kJ = 0,24 kcal. Für überschlägige Umrechnungen genügt der Faktor 4.

Protein (Eiweiß)

Protein ist wesentliche Bausubstanz von Organen und Muskulatur. Der Körper eines durchschnittlichen erwachsenen Menschen enthält etwa 11 kg Protein. Körperprotein wird nach und nach verbraucht, seine Abbauprodukte werden ausgeschieden, sodass es ständig erneuert werden muss. Säuglinge, Kinder und Jugendliche haben je kg Körpergewicht einen höheren Proteinbedarf als Erwachsene.
Alle pflanzlichen und tierischen Proteine bestehen aus den gleichen Bausteinen, den sog. Aminosäuren. Obwohl mehr als 200 Aminosäuren bekannt sind, spielen in der Nahrung nur relativ wenige eine Rolle. Von den etwa 20 Aminosäuren sind für den Menschen wiederum nur 9 unentbehrlich, d. h. sie müssen regelmäßig mit der Nahrung aufgenommen werden. Die übrigen Aminosäuren kann der Körper selbst herstellen. Der Erwachsene kommt täglich mit etwa 55–60 g Eiweiß bei gemischter Kost aus.

Fett und Cholesterol

Fette bestehen aus Glycerin und gesättigten, einfach oder mehrfach ungesättigten Fettsäuren Die Fettzufuhr sollte etwa je zu einem Drittel aus diesen Fettsäuregruppen bestehen. Insgesamt sollte ein Erwachsener täglich kaum mehr als 80 g Fett aufnehmen. Fett ist lebensnotwenig als Energielieferant, als Träger fettlöslicher Vitamine (A, E, D, K) und als Lieferant essenzieller Fettsäuren. Darüber hinaus erhöht Fett häufig den Geschmackswert der Speisen.

Fettbegleitstoff tierischer Fette ist Cholesterol. Der Organismus benötigt ihn für die Herstellung von Gallensäuren und für die Synthese von Nebennierenhormonen. Eine Zufuhr mit der Nahrung ist nicht erforderlich, jedoch unvermeidlich. Gleichzeitig enthalten tierische Fette mehr gesättigte Fettsäuren, die sich ungünstig auf den Cholesterolspiegel auswirken. Ein erhöhter Cholesterolspiegel im Blut gilt als einer der Risikofaktoren für Herz-/Kreislauferkrankungen. Weniger als die Hälfte des Cholesterols wird mit der Nahrung aufgenommen, das übrige bildet der Körper selbst. Mit der Nahrung sollte täglich nicht mehr als 300 mg aufgenommen werden.

Pflanzliche Fette (z. B Sonnenblumen- und Olivenöl) sind reich an essenziellen Fettsäuren und praktisch frei von Cholesterol. Aus diesem Grunde ist eine Ernährung, die arm an tierischen Fetten ist, zu bevorzugen.

Kohlenhydrate

Eine Vielzahl von organischen Verbindungen fasst man unter dem Begriff Kohlenhydrate zusammen. Das wichtigste Kohlenhydrat – der Traubenzucker (= Glucose) – entsteht zunächst in den Pflanzen mit Hilfe der Energie des Sonnenlichtes (Photosynthese). Die Pflanze stellt daraus Stärke, Zellulose und andere Kohlenhydrate her. Der Mensch kann Kohlenhydrate in Form von Glykogen in Leber und Muskulatur nur in relativ geringen Mengen speichern. Dennoch sind Kohlenhydrate neben Fetten die wichtigsten Energielieferanten. Aus der begrenzten Speichermöglichkeit ergibt sich zwangsläufig, dass Kohlenhydrate regelmäßig in verhältnismäßig großen Mengen aufgenommen werden müssen: etwa 50–60 % der täglichen Energiemenge sollte in Form von Kohlenhydraten erfolgen. Für den durchschnittlichen erwachsenen Menschen bedeutet das bei ca. 2500 kcal /Tag (rd. 10 000 kJ) eine Kohlenhydratzufuhr von etwa 300–350 g, möglichst als Stärke (etwa aus Kartoffeln, Nudeln, Getreide, Hülsenfrüchten usw.).

Auch der Haushaltszucker (Rohrzucker, Rübenzucker = Saccharose) zählt chemisch zu den Kohlenhydraten. Sein Verzehr sollte jedoch aus vielerlei Gründen eingeschränkt werden. Die derzeitige Aufnahme von rd. 100 g/Person und Tag ist jedenfalls deutlich zu hoch.

Ballaststoffe

Ballaststoffe sind eine sehr heterogene Gruppe organischer Bestandteile pflanzlichen Ursprungs, die von Enzymen des menschlichen Verdauungstraktes nicht abgebaut werden können, aber den Mikroorganismen des Dickdarms gewissermaßen als Nahrungsgrundlage dienen. Ballaststoffe sind praktisch unverdaulich, fördern aber die Verdauung und wirken direkt und indirekt gegen manche Zivilisationserkrankungen. Aus diesem Grunde ist eine ballaststoffreiche Ernährung zu empfehlen (Gemüse, Kartoffeln, Vollkornbrot u. a.). Täglich sollte ein Erwachsener etwa 30 g Ballaststoffe mit der Nahrung aufnehmen.

Wasser

Wasser liefert keine Energie, ist jedoch von allen Nährstoffen, die dem Organismus zugeführt werden müssen, am wenigsten entbehrlich (vgl. Anhang: Empfehlungen für die Flüssigkeitszufuhr). Ein Mensch kann längere Zeit hungern, jedoch nur sehr kurze Zeit ohne Flüssigkeitsaufnahme leben. Trinkwasser ist ein wichtiges Lebensmittel, das streng kontrolliert wird und unbedenklich getrunken werden kann. Neben den Getränken liefert die sog. „feste Nahrung“ noch erhebliche Mengen an Wasser, was in der Flüssigkeitsbilanz zu berücksichtigen ist.

Mineralstoffe und Spurenelemente
Es handelt sich hierbei um anorganische essenzielle Substanzen, die für die Aufrechterhaltung eines ungestörten Stoffwechsels erforderlich sind. Spurenelemete benötigt der Körper in wesentlich geringeren Mengen als die Mineralien. Calcium, Phosphat und Magnesium sind beispielsweise wichtige Baustoffe des Skeletts, daneben hat etwa Calcium ein Reihe weiterer wichtiger Funktionen. Natrium und Kalium sind u. a. für die Regulierung des Flüssigkeitshaushaltes der Zellen und Gewebe unerlässlich. Ein Mangel an Spurenelementen führt zu definierten Mangelerscheinungen (z. B. Jod als Baustein des Schilddrüsenhormons, Eisen als Baustein des roten Blutfarbstoffs usw.).

Vitamine
Vitamine sind lebensnotwendige organische Verbindungen, die jedoch nur in geringen Mengen benötigt werden. Manche Vitamine nimmt der Körper direkt auf, bei anderen genügt die Aufnahme der in die eigentlichen Vitamine umzuwandelnden Vorstufen (Provitamine).
ß-Carotin ist beispielsweise die Vorstufe des Vitamins A (Retinol). Vitamine sind für den reibungslosen Stoffwechsel unentbehrlich, da sie an zahlreichen biochemischen Prozessen in der Zelle beteiligt sind. Für viele Vitamine sind definierte Mangelkrankheiten bekannt (z. B. Vitamin C – Mangel = Skorbut, Vitamin-A-Mangel = Nachtblindheit usw.).
Nach dem derzeitigen Kenntnisstand benötigt der Mensch regelmäßig 13 Vitamine. Die aufzunehmenden Mengen schwanken zwischen einigen Milligramm pro Tag (z. B. Vit. C etwa 100 mg/Tag bis zu einigen Mikrogramm pro Tag (z. B. Folsäure etwa 400 µg/Tag).
Neuerdings wird einigen sog. antioxidativ wirkenden Vitaminen (Vit. C, E, ß-Carotin) eine wichtige Rolle bei der Prävention von Tumorerkrankungen und Arteriosklerose zugesprochen.
Viele Vitamine – nicht alle – sind besonders empfindlich gegenüber äußeren Einflüssen durch Licht, Sauerstoff und Temperatur (z. B. Vit. C und Folsäure). Beträchtliche Verluste bei unsachgemäßer Aufbewahrung und Zubereitung von Lebensmitteln sind möglich.

Teil I
Tabellen

Lebensmittel	Abfall	In 100g essbarem Anteil sind enthalten:									
		Protein	**Fett**	**Fettsäuren**			Cho-lesterol	**Kohlenhydrate**		**Energie**	
				ge-sättigte	einfach unges.	mehrfach unges.		verwert-bare	Ballast-stoffe		
	%	g	g	g	g	g	mg	g	g	kJ	kcal

Fleisch und Fleischerzeugnisse

Lebensmittel	Abfall %	Protein g	Fett g	gesättigte g	einfach unges. g	mehrfach unges. g	Cholesterol mg	verwertbare g	Ballaststoffe g	kJ	kcal
Schaf											
Hammelfleisch (Filet)	0	20,4	3,41	1,55	1,34	0,10	68	.	.	473	112
Hammelfleisch (Brust)	11	12,0	37,00	16,87	14,52	1,31	.	.	.	1573	381
Hammelfleisch (Bug, Schulter)	15	15,6	25,00	11,40	9,83	0,89	.	.	.	1190	287
Hammelfleisch (Keule, Schlegel)	16	18,0	18,00	8,21	7,08	0,64	70	.	.	972	234
Hammelfleisch (Kotelett)	19	14,9	32,00	14,59	15,14	1,14	.	.	.	1437	348
Hammelfleisch (Lende)	13	18,7	13,20	6,02	5,19	0,47	.	.	.	806	194
Hammelleber	6	21,2	3,95	.	.	.	312	3,00	.	558	132
Lammfleisch (reines Muskelfleisch)	0	20,8	3,70	1,18	1,13	0,15	63	.	.	491	117
Kalb/Rind											
Kalbfleisch (reines Muskelfleisch)	0	21,3	0,81	0,30	0,19	0,26	70	.	.	3,92	92
Kalbfleisch (Brust)	0	18,6	6,28	2,62	2,35	0,40	.	.	.	549	131
Kalbfleisch (Bug, Schulter)	0	20,9	2,63	1,10	0,98	0,17	70	.	.	453	107
Kalbfleisch (Filet)	0	20,6	1,43	0,55	0,56	0,30	70	.	.	403	95
Kalbfleisch (Hals, Nacken mit Knochen)	25	21,2	2,66	1,11	1,00	0,17	70	.	.	459	109
Kalbfleisch (Haxe mit Knochen)	36	21,0	1,83	0,76	0,68	0,12	70	.	.	425	100
Kalbfleisch (Keule, Schlegel mit Knochen)	22	20,7	3,56	1,50	1,34	0,23	70	.	.	484	115
Kalbfleisch (Rückensteak mit Knochen)	22	20,9	2,62	1,01	0,98	0,17	70	.	.	452	107
Kalbsleber	3	19,2	4,14	.	.	.	360	4,10	.	549	130
Rindfleisch (reines Muskelfleisch)	0	22,0	1,90	0,79	0,84	0,10	58	0,11	.	455	108
Rindfleisch (Brust)	0	18,6	14,00	6,50	6,60	0,49	70	.	.	834	200
Rindfleisch (Bug, Schulter)	0	20,2	5,30	2,32	2,38	0,24	58	.	.	540	129
Rindfleisch (Filet)	0	21,2	4,00	1,80	1,74	0,18	51	.	.	508	121
Rindfleisch (Hochrippe, Rostbraten, dicke Rippe)	0	20,6	8,05	3,61	3,68	0,27	47	.	.	647	155
Rindfleisch (Hüfte, Schwanzstück)	0	21,5	2,35	1,03	1,05	0,12	49	.	.	452	107
Rindfleisch (Kamm, Hals)	0	19,3	8,05	3,61	3,68	0,27	60	.	.	625	149

In 100g essbarem Anteil sind enthalten:																	Lebensmittel
Mineralstoffe							Vitamine										
Natrium	Kalium	Calcium	Phosphor	Magnesium	Eisen	Fluorid	A (RÄ)	β-Carotin	E	B_1	B_2	Niacin	B_6	Folsäure	B_{12}	C	
mg	mg	mg	mg	mg	mg	µg	µg	µg	mg	mg	mg	mg	mg	µg	µg	mg	
																	Fleisch und Fleischerzeugnisse
																	Schaf
94	289	12	162	19	1,8	20	.	.	0,433	0,18	0,25	5,8	.	3,0	.	.	Hammelfleisch (Filet)
93	294	9,0	155	.	2,3	.	.	.	.	0,14	0,19	4,5	.	.	.	.	Hammelfleisch (Brust)
97	249	9,0	155	.	2,3	.	.	.	.	0,14	0,19	4,5	.	.	.	.	Hammelfleisch (Bug, Schulter)
78	380	10	213	23	2,5	.	.	.	.	0,16	0,22	5,2	0,29	3,0	3,0	.	Hammelfleisch (Keule, Schlegel)
90	345	9,0	138	.	2,2	.	.	.	.	0,13	0,18	4,3	.	.	.	.	Hammelfleisch (Kotelett)
75	295	9,0	140	.	2,0	.	.	.	.	0,16	0,23	4,3	.	.	.	.	Hammelfleisch (Lende)
95	282	4,3	364	.	12!	.	9500	.	.	0,36	3,30	15	0,37	280	35	31	Hammelleber
67	289	3,0	.	22	1,6	3,7	.	.	1,200	0,15	0,37	6,2	0,13	.	2,7	.	Lammfleisch (reines Muskelfleisch)
																	Kalb/Rind
94	358	13	198	16	2,1	25	.	.	.	0,14	0,27	6,5	0,40	5,0	2,0	.	Kalbfleisch (reines Muskelfleisch)
105	329	11	237	.	3,0	.	.	.	.	0,14	0,24	6,1	.	.	.	.	Kalbfleisch (Brust)
87	395	12	204	15	2,0	90	.	.	.	0,14	0,27	6,4	0,40	5,0	1,2	.	Kalbfleisch (Bug, Schulter)
95	348	12	200	.	.	20	.	.	.	0,15	0,30	6,5	.	.	.	.	Kalbfleisch (Filet)
104	333	15	195	15	2,1	20	.	.	.	0,12	0,24	5,5	0,40	5,0	1,2	.	Kalbfleisch (Hals, Nacken mit Knochen)
115	300	12	200	.	3,0	.	.	.	.	0,15	0,23	5,4	.	.	.	.	Kalbfleisch (Haxe mit Knochen)
86	343	13	198	16	2,3	20	.	.	.	0,15	0,27	6,6	0,40	5,0	1,2	.	Kalbfleisch (Keule, Schlegel mit Knochen)
93	369	13	195	16	2,1	20	.	.	.	0,14	0,26	6,5	0,40	5,0	1,6	.	Kalbfleisch (Rückensteak mit Knochen)
87	316	8,7	306	19	7,9	19	2800	.	0,240	0,28	2,60	15	0,17	240	60	35	Kalbsleber
66	358	5,7	190	23	2,1	2,3	20	.	0,480	0,06	0,26	7,5	0,24	3,0	5,0	.	Rindfleisch (reines Muskelfleisch)
61	264	8,1	139	18	1,9	.	22	.	.	0,04	0,06	.	0,23	.	.	.	Rindfleisch (Brust)
50	297	3,9	174	19	2,3	20	3,0	.	.	0,09	0,19	5,1	.	.	.	.	Rindfleisch (Bug, Schulter)
42	338	3,3	164	22	2,3	100	.	.	.	0,10	0,13	4,6	0,50	10	2,0	.	Rindfleisch (Filet)
53	316	4,4	149	19	1,9	.	15	.	.	0,07	0,15	4,3	0,29	1,2	.	.	Rindfleisch (Hochrippe, Rostbr., dicke Rippe)
50	361	3,8	195	23	2,2	.	10	.	.	0,09	0,17	4,5	.	9,9	2,2	.	Rindfleisch (Hüfte, Schwanzstück)
45	295	6,8	160	18	2,1	.	3,0	.	.	0,09	0,19	5,2	.	.	.	.	Rindfleisch (Kamm, Hals)

Lebensmittel	Abfall	In 100g essbarem Anteil sind enthalten:									
		Protein	Fett	Fettsäuren			Cho-lesterol	Kohlenhydrate		Energie	
				ge-sättigte	einfach unges.	mehrfach unges.		verwert-bare	Ballast-stoffe		
	%	g	g	g	g	g	mg	g	g	kJ	kcal
Rindfleisch (Oberschale)	0	20,70	4,53	2,06	2,12	0,09	50	.	.	519	123
Rindfleisch (Roastbeef, Lende)	0	22,50	4,45	1,94	2,00	0,20	49	.	.	546	130
Rindfleisch (Unterschale)	0	21,80	3,05	1,34	1,36	0,16	54	.	.	483	114
Rinderleber	7	19,50	3,38	.	.	.	261	5,30	.	547	130
Rinderzunge	12	16,00	15,90	.	.	.	105	.	.	860	207
Schwein											
Schweinefleisch (reines Muskelfleisch)	0	22,00	1,86	0,65	0,80	0,26	65	.	.	443	103
Schweinefleisch (Bauch)	0	17,80	21,10	9,10	9,78	1,02	59	.	.	1083	261
Schweinefleisch (Bug mit Schwarte, Blatt, Schulter)	0	17,50	16,50	7,00	7,76	1,23	70	.	.	908	218
Schweinefleisch (Filet)	0	22,00	2,00	0,79	0,93	0,12	55	.	.	448	106
Schweinefleisch, Hintereisbein (Hinterhaxe)	23	19,00	12,20	5,09	5,63	0,89	70	.	.	774	186
Schweinefleisch (Kamm, Halsgrat)	0	18,30	13,80	5,75	6,37	1,01	64	.	.	822	197
Schweinfleisch (Kotelett mit Knochen)	20	21,60	5,15	1,95	2,48	0,38	55	.	.	558	133
Schweinefleisch (Schnitzelfleisch, Oberschale)	0	22,20	1,90	0,71	0,92	0,14	49	.	.	448	106
Schweinespeck (Rückenspeck, frisch)	10	4,10	82,50	32,00	34,45	9,90	.	.	.	3122	759
Schweineleber	7	20,70	4,90	1,68	0,58	1,38	354	0,93	.	549	131
Schweineniere	13	16,90	3,77	1,16	0,57	1,06	385	.	.	426	101
Sonstiges Fleisch											
Pferdefleisch i. D.	25	20,60	2,67	0,96	1,11	0,56	.	0,40	.	456	108
Ziegenfleisch i. D.	19	19,50	7,88	.	.	.	75	.	.	623	149
Kaninchenfleisch i. D. , mit Knochen	21	20,80	7,62	.	.	.	83	.	.	636	152
Wild											
Hase i. D.	20	21,60	3,01	.	.	.	65	.	.	479	113
Hirschfleisch i. D.	21	20,60	3,34	.	.	.	65	.	.	474	112
Rehfleisch, Keule (Schlegel)	18	21,40	1,25	.	.	.	.	.	.	410	97
Reh-Rücken	30	22,40	3,55	.	.	.	.	.	.	512	122
Wildschwein-Fleisch i. D.	0	19,50	9,30	3,25	4,51	0,71	63	.	.	676	162
Fasan i. D. (mit Haut, ohne Knochen)	14	23,80	6,55	2,13	2,78	0,65	.	.	.	646	154

In 100g essbarem Anteil sind enthalten:																	Lebensmittel
Mineralstoffe							Vitamine										
Natrium	Kalium	Calcium	Phosphor	Magnesium	Eisen	Fluorid	A (RÄ)	β-Carotin	E	B_1	B_2	Niacin	B_6	Folsäure	B_{12}	C	
mg	mg	mg	mg	mg	mg	µg	µg	µg	mg	mg	mg	mg	mg	µg	µg	mg	
47	360	5,8	207	25	2,40	20	5,30	.	.	0,05	0,09	4,7	0,34	9,40	2,00	.	Rindfleisch (Oberschale)
55	356	3,4	157	23	2,00	.	15	.	.	0,09	0,16	4,9	.	.	.	.	Rindfleisch (Roastbeef, Lende)
.	.	.	.	.	.	.	.	.	.	.	.	.	.	.	.	.	Rindfleisch (Unterschale)
116	330	6,1	352	21	6,90	130	18	.	0,75	0,29	2,90	15	0,88	592	65	32	Rinderleber
100	258	7,8	186	16	2,80	.	4,00	.	0,26	0,14	0,29	4,6	0,13	.	.	.	Rinderzunge
																	Schwein
69	397	4,9	192	26	1,00	9,6	6,00	.	0,41	0,90	0,23	5,0	0,56	2,50	2,00	.	Schweinefleisch (reines Muskelfleisch)
59	157	3,3	55	14	0,60	.	.	.	.	.	.	.	.	.	.	.	Schweinefleisch (Bauch)
74	291	9,0	149	.	1,80	80	9,00	.	.	0,92	0,21	4,5	0,39	0,98	0,56	.	Schweinefleisch (Bug m. Schwarte, Bl., Schulter)
74	348	2,3	173	.	.	.	.	.	.	.	.	.	.	.	.	.	Schweinefleisch (Filet)
59	247	11	90	18	1,50	.	.	.	.	0,32	0,19	3,3	.	.	.	.	Schweinefleisch, Hintereisbein (H.-haxe)
76	252	5,0	139	.	1,00	.	.	.	.	0,92	0,18	3,9	.	.	0,80	.	Schweinefleisch (Kamm, Halsgrat)
65	315	11	150	24	1,80	50	9,00	.	.	0,82	0,20	4,3	0,55	1,60	.	.	Schweinefleisch (Kotelett m. Knochen)
72	292	9,0	172	21	1,70	60	.	.	.	0,80	0,19	4,3	0,39	9,10	1,00	.	Schweinefleisch (Schnitzelfl., Oberschale)
21	14	2,0	13	.	0,30	.	.	.	.	0,10	0,02	0,5	.	.	.	.	Schweinespeck (Rückenspeck, frisch)
77	363	7,6	407	23	18!	290	36	.	0,60	0,31	3,20	16	0,59	136	39	23	Schweineleber
173	247	7,1	254	17	7,30	.	60	.	.	0,34	1,80	8,4	0,55	93	15	16	Schweineniere
																	Sonstiges Fleisch
44	377	9,2	216	26	4,80	.	21	.	.	0,11	0,15	4,6	0,50	.	3,00	.	Pferdefleisch i. D.
.	.	9,5	.	.	2,00	.	36	.	.	0,15	0,28	4,9	0,30	.	.	.	Ziegenfleisch i. D.
47	350	14	216	24	2,70	.	0,30	.	.	0,10	0,07	8,6	0,30	.	.	.	Kaninchenfleisch i. D. , mit Knochen
																	Wild
44	276	14	210	24	2,80	.	.	.	.	0,09	0,06	8,1	0,30	5,00	1,00	.	Hase i. D.
62	306	9,8	197	21	2,30	.	.	.	.	.	0,25	.	.	.	.	.	Hirschfleisch i. D.
60	309	5,0	220	.	3,00	.	.	.	.	.	0,25	.	.	.	.	.	Rehfleisch, Keule (Schlegel)
84	342	25	220	.	3,00	.	.	.	0,76	.	0,25	.	.	.	.	.	Reh-Rücken
94	359	9,9	167	22	1,80	.	.	.	.	.	.	.	.	.	.	.	Wildschwein-Fleisch i. D.
32	317	18	245	26	2,00	.	.	.	.	0,08	0,13	5,1	0,66	.	0,80	.	Fasan i. D. (mit Haut, ohne Knochen)

Lebensmittel	Abfall	In 100g essbarem Anteil sind enthalten:									
		Protein	Fett	Fettsäuren			Cho-lesterol	Kohlenhydrate		Energie	
				ge-sättigte	einfach unges.	mehrfach unges.		verwert-bare	Ballast-stoffe		
	%	g	g	g	g	g	mg	g	g	kJ	kcal
Geflügel											
Ente, i. D.	20	18,1	17,20	5,70	8,16	2,22	76	.	.	944	227
Gans, i. D.	37	15,7	31,00	8,72	16,34	3,26	86	.	.	1414	342
Huhn (Brathuhn) i. D.	26	19,9	9,60	2,60	3,24	2,34	99	.	.	694	166
Huhn (Suppenhuhn) i. D.	27	18,5	20,30	6,50	6,56	5,56	.	.	.	1066	257
Huhn, Brust mit Haut	28	22,2	6,20	1,90	1,96	1,51	62	.	.	607	145
Huhn, Schlegel mit Haut, ohne Knochen	0	18,2	11,20	3,67	3,22	2,60	86	.	.	723	173
Taube, i. D. mit Haut und Knochen	53	20,9	9,50	2,82	4,61	1,43	110	.	.	707	169
Truthahn, ausgewachsenes Tier mit Haut, i. D.	27	20,2	8,50	2,17	3,00	2,43	74	.	.	658	157
Truthahn, Jungtier mit Haut i. D.	27	22,4	6,79	1,74	2,39	1,74	.	.	.	632	151
Truthahn, Brust ohne Haut	11	24,1	0,99	0,36	0,22	0,23	45	.	.	446	105
Truthahn, Keule (Schlegel), ohne Haut und Knochen	0	20,5	3,61	1,38	0,85	0,96	72	.	.	482	114
Wachtel, ohne Haut und Knochen i. D.	0	22,4	2,32	0,77	0,59	0,55	.	.	.	466	110
Fleischerzeugnisse											
Bündner Fleisch (Bünden-Fleisch)	0	39,0	9,50	.	.	.	.	.	.	1015	242
Corned Beef (Amerikanisch)	0	25,3	12,00	5,74	5,48	0,25	.	.	.	874	209
Corned Beef (Deutsch)	0	21,7	6,00	2,46	2,71	0,28	.	.	.	591	141
Fleischextrakt	0	56,6	0,86	.	.	.	.	3,04	.	1046	246
Frühstücksfleisch (Luncheon meat)	0	14,7	25,40	.	.	.	.	.	.	1190	287
Gelatine (Speisegelatine)	0	84,2	0,10	.	.	.	.	.	.	1435	338
Rinderhackfleisch	0	20,5	14,00	.	.	.	.	.	.	867	208
Rindfleisch in Dosen	0	18,5	13,60	.	.	.	.	.	.	818	196
Schabefleisch (Tatar)	0	22,0	3,00	.	.	.	.	.	.	485	115
Schweinefleisch in Dosen (in eigenem Saft)	0	17,6	25,00	10,75	11,34	1,22	.	.	.	1224	295
Schweinefleisch in Dosen (Schmalzfleisch)	0	14,8	35,00	15,05	15,26	1,69	80	.	.	1547	374
Schweinefleisch (Kasseler)	0	20,9	7,50	3,12	3,47	0,55	.	.	.	633	151
Schweinehackfleisch	0	19,0	22,50	9,68	10,16	1,09	.	.	.	1156	279
Schweineschinken, gekocht (Kochschinken)	0	22,5	3,70	1,32	1,70	0,34	60	.	.	528	125
Schweineschinken in Dosen	0	20,2	10,70	4,45	4,94	0,78	.	.	.	739	177

In 100g essbarem Anteil sind enthalten:																	
Mineralstoffe							Vitamine										
Natrium	Kalium	Calcium	Phosphor	Magnesium	Eisen	Fluorid	A (RÄ)	β-Carotin	E	B_1	B_2	Niacin	B_6	Folsäure	B_{12}	C	**Lebensmittel**
mg	mg	mg	mg	mg	mg	µg	µg	µg	mg	mg	mg	mg	mg	µg	µg	mg	
																	Geflügel
38	270	14	196	22	2,50	.	.	.	.	0,30	0,20	3,5	.	.	.	.	Ente, i. D.
86	420	12	184	23	1,90	.	65	.	.	0,12	0,26	6,4	0,58	4,0	.	.	Gans, i. D.
83	262	13	165	19	0,73	33	39	.	0,66	0,08	0,16	6,8	0,50	12	0,40	2,5	Huhn (Brathuhn) i. D.
.	180	11	180	17	1,20	.	32	.	.	0,06	0,17	8,8	.	.	.	.	Huhn (Suppenhuhn) i. D.
66	264	14	212	.	1,10	.	.	.	0,25	0,07	0,09	11	0,53	9,0	0,40	.	Huhn, Brust mit Haut
95	250	15	188	.	1,80	.	.	.	.	0,10	0,24	5,6	0,25	11	.	.	Huhn, Schlegel mit Haut, ohne Knochen
90	330	45	217	.	.	.	.	.	.	0,10	0,28	5,3	.	.	.	.	Taube, i. D. mit Haut und Knochen
63	247	15	175	20	0,98	.	13	.	.	0,10	0,18	11	.	16	.	.	Truthahn, ausgewachs. Tier m. Haut, i. D.
66	315	26	238	28	1,50	.	.	.	.	0,08	0,14	8,0	.	12	.	.	Truthahn, Jungtier mit Haut i. D.
46	333	.	.	20	1,00	.	.	.	.	0,05	0,08	11	0,46	7,0	0,52	.	Truthahn, Brust ohne Haut
86	289	.	.	17	2,00	.	.	.	.	0,09	0,18	4,7	.	.	.	.	Truthahn, Keule (Schlegel), oh. Haut u. Knochen
47	281	15	179	31	.	.	.	.	.	0,14	0,18	10,0	0,67	.	.	.	Wachtel, ohne Haut u. Knochen i. D.
																	Fleischerzeugnisse
2100	48	.	.	.	9,80	.	.	.	.	0,16	0,82	9,8	.	.	.	.	Bündner Fleisch (Bünden-Fleisch)
950	140	14	150	15	4,10	.	.	.	.	0,02	0,23	3,2	0,06	2,0	2,00	.	Corned Beef (Amerikanisch)
833	131	33	128	.	.	.	.	.	.	0,03	0,10	3,1	.	.	.	12	Corned Beef (Deutsch)
1760	7200	163	2380	374	39	.	.	.	.	.	.	.	.	.	.	.	Fleischextrakt
1060	212	12	220	59	2,20	.	.	.	.	0,05	0,19	4,7	.	1,0	2,70	1,0	Frühstücksfleisch (Luncheon meat)
32	22	11	.	11	.	.	.	.	.	.	.	.	+	.	.	.	Gelatine (Speisegelatine)
.	.	.	.	.	.	.	.	.	.	.	.	.	.	.	.	.	Rinderhackfleisch
.	.	.	.	.	.	.	22	130	.	0,02	0,15	4,6	.	.	.	.	Rindfleisch in Dosen
.	.	.	.	.	.	.	.	.	.	.	.	.	.	.	.	.	Schabefleisch (Tatar)
789	68	25	.	.	.	.	.	.	.	0,16	0,19	3,5	.	.	.	.	Schweinefleisch in Dosen (i. eig. Saft)
.	.	.	.	.	.	.	.	.	.	0,06	0,16	2,5	.	.	.	.	Schweinefleisch i. Dosen (Schmalzfleisch)
958	324	6,0	160	.	2,50	.	.	.	.	.	.	.	.	.	.	.	Schweinefleisch (Kasseler)
.	.	.	.	.	.	.	.	.	.	.	.	.	.	.	.	.	Schweinehackfleisch
965	270	15	136	24	2,30	.	.	.	0,33	0,61	0,21	3,7	0,36	5,1	0,59	37	Schweineschinken, gek. (Kochschinken)
1200	350	10	161	.	2,50	.	.	.	.	0,41	0,16	3,0	.	.	.	.	Schweineschinken in Dosen

Lebensmittel	Abfall	In 100g essbarem Anteil sind enthalten:									
		Protein	**Fett**	**Fettsäuren**			Cho-lesterol	**Kohlenhydrate**		**Energie**	
				ge-sättigte	einfach unges.	mehrfach unges.		verwert-bare	Ballast-stoffe		
	%	g	g	g	g	g	mg	g	g	kJ	kcal
Schweinebauch, geräuchert	0	18,0	33,3	12,48	15,20	3,47	.	.	.	1538	372
Schweinespeck, durchwachsen (Frühstücksspeck)	8	9,10	65,0	27,91	29,34	3,39	.	.	.	2560	621
Würste und Pasteten											
Bauernbratwurst (Polnische)	0	21,2	24,4	.	.	.	.	.	.	1263	304
Bierschinken	0	17,8	11,4	4,16	5,09	1,14	.	.	.	724	174
Bierwurst	0	15,8	18,7	7,17	8,04	2,87	.	.	.	961	232
Bockwurst	0	12,3	25,3	9,14	10,92	2,73	.	.	.	1145	277
Cervelatwurst	2	20,3	34,8	14,57	14,93	2,66	.	.	.	1633	394
Dosenwürstchen (Brühwürste)	0	13,0	28,3	.	.	.	.	.	.	1268	307
Fleischkäse (Leberkäse)	0	12,4	27,5	8,99	11,96	3,97	.	.	.	1228	297
Fleischwurst	0	12,1	26,0	.	.	.	.	.	.	1168	282
Frankfurter Würstchen	0	12,4	24,4	.	.	.	56	.	.	1114	269
Gelbwurst (Hirnwurst)	4	11,3	26,9	.	.	.	.	.	.	1187	287
Jagdwurst	2	16,3	16,2	5,70	7,15	2,18	.	.	.	877	211
Kalbsleberwurst	0	14,1	31,9	.	.	.	.	.	.	1420	344
Landjäger	0	21,4	42,7	.	.	.	.	.	.	1944	470
Leberpastete	0	14,2	28,6	.	.	.	.	.	.	1300	314
Leberwurst, grob	0	15,9	29,2	11,38	14,57	1,85	.	.	.	1351	326
Lyoner	2	11,5	27,1	10,05	12,12	2,95	.	.	.	1198	290
Mettwurst (Braunschweiger Mettwurst)	2	13,9	37,2	.	.	.	.	.	.	1613	390
Mortadella	2	12,4	32,8	11,25	15,21	3,91	.	.	.	1424	345
Münchener Weißwurst	7	11,6	24,7	.	.	.	.	.	.	1111	269
Schwartenmagen (Presswurst, rot)	4	13,2	27,1	9,9	13,0	3,1	65	0,1	.	1270	303
Rotwurst (Blutwurst)	0	12,1	29,0	10,45	12,27	3,55	.	.	.	1279	309
Salami (Deutsche)	0	21,0	33,0	.	.	.	.	.	.	1578	381
Schinkenwurst, fein	0	13,5	23,0	8,13	10,33	2,77	.	.	.	1081	261
Schweinsbratwurst	0	11,5	28,8	.	.	.	.	.	.	1260	305
Wiener Würstchen	1	12,4	26,4	.	.	.	.	.	.	1188	287
Cabanossi	4	11,5	32,5	11,7	15,0	3,5	43	0,2	+	1475	353

In 100g essbarem Anteil sind enthalten:																	
Mineralstoffe							Vitamine										**Lebensmittel**
Natrium	Kalium	Calcium	Phosphor	Magnesium	Eisen	Fluorid	A (RÄ)	β-Carotin	E	B_1	B_2	Niacin	B_6	Folsäure	B_{12}	C	
mg	mg	mg	mg	mg	mg	µg	µg	µg	mg	mg	mg	mg	mg	µg	µg	mg	
1400	248	10	207	20	2,30	.	.	.	.	0,55	0,21	3,50	0,40	.	0,10	.	Schweinebauch, geräuchert
1770	225	9,0	108	.	0,80	.	.	.	.	0,43	0,14	2,30	0,35	.	0,70	.	Schweinespeck, durchw. (Frühstückssp.)
																	Würste und Pasteten
.	.	.	.	.	.	.	.	.	.	.	.	.	.	.	.	.	Bauernbratwurst (Polnische)
753	261	15	152	18	1,50	.	.	.	.	.	.	3,80	.	.	.	22	Bierschinken
.	.	.	.	.	.	.	.	.	.	.	.	.	.	.	.	35	Bierwurst
700	.	.	67	.	.	.	.	.	.	.	.	.	.	.	.	23	Bockwurst
1260	300	24	155	11	1,70	.	.	.	.	0,10	0,20	4,00	.	.	.	27	Cervelatwurst
711	.	9,5	185	.	2,70	.	.	.	.	0,03	0,08	3,10	.	.	.	23	Dosenwürstchen (Brühwürste)
599	299	4,0	.	.	.	.	.	.	.	0,05	0,15	2,40	.	.	.	24	Fleischkäse (Leberkäse)
829	199	14	129	13	1,70	.	.	.	.	.	.	.	.	.	.	23	Fleischwurst
1151	154	8,0	107	.	1,80	.	.	.	.	0,18	0,19	2,30	0,14	.	.	22	Frankfurter Würstchen
640	285	.	.	.	.	.	.	.	.	.	0,12	2,30	.	.	.	.	Gelbwurst (Hirnwurst)
818	260	14	144	19	2,90	.	.	.	.	0,11	0,12	4,20	.	.	.	40	Jagdwurst
.	.	.	.	.	.	.	.	.	.	.	.	.	.	.	.	23,7	Kalbsleberwurst
.	.	.	.	.	.	.	.	.	.	.	.	.	.	.	.	12,9	Landjäger
738	173	10	191	15	6,90	.	.	.	.	0,03	0,60	3,30	.	60	3,20	9,5	Leberpastete
810	143	41	154	.	5,30	.	8300	.	0,43	0,21	0,92	3,60	.	.	.	17	Leberwurst, grob
.	.	.	.	.	.	.	.	.	.	.	.	.	.	.	.	26	Lyoner
1090	213	13	160	.	1,60	.	.	.	.	0,20	0,15	0,25	.	.	.	29	Mettwurst (Braunschweiger Mettwurst)
668	207	42	143	.	.	.	.	.	.	0,10	0,15	3,10	.	.	.	24	Mortadella
620	122	25	.	.	.	.	.	.	.	0,04	0,13	2,40	.	.	.	.	Münchener Weißwurst
850	220	9	105	21	0,80	.	2	.	0,20	0,20	0,15	2,00	0,33	.	1,00	.	Schwartenmagen (Presswurst, rot)
680	38	6,5	2,2	7,6	6,40	.	.	.	.	0,07	0,13	1,20	.	.	.	21	Rotwurst (Blutwurst)
2084	224	35	167	.	.	.	.	.	0,78	0,18	0,20	2,60	.	.	1,40	28	Salami (Deutsche)
.	.	.	.	.	.	.	.	.	.	.	.	.	.	.	.	27	Schinkenwurst, fein
520	.	15	155	14	0,83	.	.	.	.	0,35	0,15	3,20	0,10	.	.	.	Schweinsbratwurst
941	204	13	170	.	2,40	.	.	.	.	0,10	0,12	3,10	.	.	.	23	Wiener Würstchen
1048	153	9,5	72	19	0,90	.	30	.	0,15	0,35	0,14	2,20	0,20	.	1,70	.	Cabanossi

Lebensmittel	Abfall	In 100g essbarem Anteil sind enthalten: Protein	Fett	Fettsäuren ge-sättigte	einfach unges.	mehrfach unges.	Cho-lesterol	Kohlenhydrate verwert-bare	Ballast-stoffe	Energie	
	%	g	g	g	g	g	mg	g	g	kJ	kcal

Fische und Fischerzeugnisse

Lebensmittel	%	Protein g	Fett g	ges. g	einfach unges. g	mehrfach unges. g	Cholesterol mg	verwertbare g	Ballaststoffe g	kJ	kcal
Seefische											
Anglerfisch (Seeteufel)	27	14,9	0,67	0,16	0,14	0,30	25	.	.	278	66
Blauleng	0	17,4	0,68	.	.	.	.	.	.	321	76
Dornhai (Dornfisch)	53	12,6	14,5	4,70	5,20	3,30	23	.	.	751	181
Flunder	55	16,5	0,70	0,16	0,30	0,15	48	.	.	306	72
Grenadier	0	17,5	0,70	.	.	.	.	.	.	323	76
Heilbutt (weißer Heilbutt)	20	20,1	1,70	0,29	0,37	0,67	24	.	.	405	96
Heilbutt, schwarzer (Grönland-Heilbutt)	20	13,2	9,78	1,50	6,70	0,91	.	.	.	587	141
Hering (Atlantik)	30	18,2	17,80	3,30	8,83	4,22	77	.	.	968	233
Hering (Ostseehering)	35	18,1	9,60	2,50	2,30	2,60	44	.	.	646	155
Kabeljau, Dorsch	25	17,7	0,64	0,13	0,10	0,31	34	.	.	324	77
Katfisch (Steinbeißer)	48	15,8	1,96	0,35	0,82	0,58	33	.	.	341	81
Lengfisch	32	19,0	0,61	.	.	.	.	.	.	346	81
Limande	41	17,4	0,85	0,23	0,24	0,29	.	.	.	327	77
Makrele	35	18,7	11,90	3,45	4,65	2,63	76	.	.	758	182
Sardelle	27	20,1	2,30	0,81	0,48	0,64	.	.	.	427	101
Sardine	41	19,4	4,54	1,16	1,09	1,62	.	.	.	498	118
Rotbarsch, Goldbarsch	52	18,2	3,61	0,33	1,84	0,89	30	.	.	443	105
Schellfisch	43	17,9	0,61	0,12	0,09	0,27	35	.	.	327	77
Scholle	44	17,1	1,90	0,44	0,40	0,66	63	.	.	361	86
Seehecht	42	17,2	2,54	0,70	0,64	0,91	.	.	.	386	92
Seelachs (Alaska-Seelachs)	0	16,7	0,80	.	.	.	.	.	.	314	74
Seelachs (Köhler)	35	18,3	0,90	0,18	0,19	0,51	39	.	.	344	81
Seezunge	29	17,5	1,37	0,39	0,44	0,35	50	.	.	348	82
Sprotte	41	16,7	16,60	4,00	6,52	4,01	109	.	.	898	216
Steinbutt	54	16,7	1,73	.	.	.	25	.	.	348	82

In 100g essbarem Anteil sind enthalten:																	
Mineralstoffe							Vitamine										**Lebensmittel**
Natrium	Kalium	Calcium	Phosphor	Magnesium	Eisen	Fluorid	A (RÄ)	β-Carotin	E	B_1	B_2	Niacin	B_6	Folsäure	B_{12}	C	
mg	mg	mg	mg	mg	mg	µg	µg	µg	mg	mg	mg	mg	mg	µg	µg	mg	
																	Fische und Fischerzeugnisse
																	Seefische
109	235	.	.	.	.	.	.	.	.	.	.	.	.	.	.	.	Anglerfisch (Seeteufel)
.	.	.	150	.	.	.	.	.	.	.	.	.	.	.	.	.	Blauleng
17	.	5,0	.	23	0,51	.	.	.	.	.	.	.	.	.	.	.	Dornhai (Dornfisch)
150	288	48	190	22	0,31	110	9,9	.	0,36	0,22	0,21	3,4	0,25	11	1,00	.	Flunder
.	.	20	.	83	.	.	.	.	.	.	.	.	.	.	.	.	Grenadier
67	446	14	202	28	0,55	.	32	.	0,85	0,08	0,07	5,9	0,42	8,6	1,00	.	Heilbutt (weißer Heilbutt)
86	345	19	147	22	0,45	.	31	.	0,85	0,07	0,07	1,3	0,43	12	1,00	.	Heilbutt, schwarzer (Grönland-Heilbutt)
117	360	34	250	31	1,10	.	38	.	1,50	0,04	0,22	3,8	0,45	5,0	8,50	.	Hering (Atlantik)
74	310	68	210	22	0,98	100	9,7	.	2,00	0,05	0,24	4,3	.	11	11	.	Hering (Ostseehering)
72	352	26	194	24	0,32	127	6,5	.	1,00	0,05	0,46	2,3	0,20	8,0	1,20	2,0	Kabeljau, Dorsch
105	282	20	179	27	1,00	6,0	18	.	.	0,20	0,06	2,4	.	.	.	.	Katfisch (Steinbeißer)
107	329	15	215	62	0,70	.	.	.	0,30	.	0,08	2,3	.	.	0,55	.	Lengfisch
80	298	.	.	.	.	.	.	.	.	.	.	.	.	.	.	.	Limande
84	386	12	244	30	1,20	30	100	.	1,30	0,13	0,36	7,5	0,63	1,2	9,00	.	Makrele
278	82	.	233	.	4,90	.	.	.	.	0,07	0,27	20	.	.	.	.	Sardelle
100	24	85	258	24	2,40	.	20	.	.	0,02	0,25	9,7	0,96	.	0,14	.	Sardine
80	308	22	201	29	0,69	.	14	.	1,30	0,11	0,08	2,5	.	.	3,80	0,8	Rotbarsch, Goldbarsch
116	301	18	176	24	0,61	35	17	.	0,39	0,05	0,17	3,1	.	8,9	0,74	.	Schellfisch
104	311	61	198	22	0,90	.	.	.	.	0,21	0,22	4,0	0,22	11	1,50	1,5	Scholle
101	294	41	142	.	.	.	.	.	.	0,10	0,20	.	.	.	.	.	Seehecht
100	338	8,0	.	57	0,20	.	.	.	.	0,17	0,17	.	.	3,1	1,20	.	Seelachs (Alaska-Seelachs)
81	374	14	300	.	1,00	.	5,6	.	.	0,09	0,35	4,0	.	.	3,50	.	Seelachs (Köhler)
100	309	29	195	49	0,80	.	+	.	.	0,06	0,10	3,0	.	.	.	.	Seezunge
230	.	170	220	20	1,20	170	.	.	.	0,04	.	.	.	.	.	.	Sprotte
114	290	17	159	45	0,50	.	+	.	.	0,02	0,15	3,0	.	.	.	+	Steinbutt

Lebensmittel	Abfall	In 100g essbarem Anteil sind enthalten:									
		Protein	**Fett**	**Fettsäuren**			Cho-lesterol	**Kohlenhydrate**		**Energie**	
				ge-sättigte	einfach unges.	mehrfach unges.		verwert-bare	Ballast-stoffe		
	%	g	g	g	g	g	mg	g	g	kJ	kcal
Stint	52	17,4	1,70	.	.	.	71	.	.	359	85
Thunfisch	39	21,5	15,50	4,15	4,2	4,69	.	.	.	939	226
Süßwasserfische											
Aal	30	15,0	24,50	5,65	11,52	3,21	164	.	.	1162	281
Barsch (Flussbarsch)	60	18,4	0,80	0,14	0,11	0,24	72	.	.	342	81
Forelle (Bach-, Regenbogenforelle)	48	19,5	2,73	0,58	0,82	1,00	56	.	.	433	103
Hecht	45	18,4	0,85	0,08	0,18	0,38	63	.	.	344	81
Karpfen	48	18	4,80	1,03	2,28	1,11	75	.	.	484	115
Lachs (Salm)	36	19,9	13,60	2,86	6,1	4,20	44	.	.	842	202
Zander	50	19,2	0,73	0,15	0,17	0,26	.	.	.	353	83
Krustentiere und Weichtiere											
Auster	90	9,0	1,20	0,42	0,16	0,26	123	4,80	.	279	66
Garnele, Krabbe (Nordseegarnele, Granat)	57	18,6	1,44	0,32	0,18	0,52	135	.	.	369	87
Hummer	64	15,9	1,90	0,24	0,45	0,67	89	.	.	341	81
Krebs (Flusskrebs)	77	15,0	0,47	0,07	0,08	0,12	158	.	.	272	64
Krill (Antarktis)	70	15,0	3,40	1,31	0,35	0,49	.	.	.	381	91
Languste	53	17,2	1,10	0,13	0,13	0,55	140	1,30	.	355	84
Miesmuschel (Blau-oder Pfahlmuschel)	82	10,2	1,96	0,59	0,48	0,53	126	2,37	.	286	68
Pilgermuschel (Kamm-Muschel)	56	15,6	0,10	.	.	.	104	.	.	269	63
Tintenfisch (Sepia)	21	16,1	0,90	.	.	.	275	.	.	307	73
Weinbergschnecke	60	12,8	1,20	0,21	0,25	0,47	.	.	.	261	62
Fischerzeugnisse											
Aal, geräuchert	24	17,9	28,60	6,59	13,45	3,78	.	.	.	1363	329
Bückling	29	21,2	15,50	2,80	7,58	2,90	90	.	.	934	224
Heilbutt, schwarzer, geräuchert	24	17,3	17,10	2,60	11,70	1,62	.	.	.	927	223
Hering, Brathering	8	16,8	15,20	.	.	.	87	.	.	848	204
Hering, mariniert (Bismarckhering)	5	16,5	16,00	3,81	7,95	3,80	.	.	.	873	210
Hering, Matjeshering	0	16,0	22,60	.	.	.	.	.	.	1108	267
Hering, Salzhering (Pökelhering)	57	19,8	15,40	3,68	7,64	3,65	.	.	.	906	218

In 100g essbarem Anteil sind enthalten:																	
Mineralstoffe							Vitamine										
Natrium	Kalium	Calcium	Phosphor	Magnesium	Eisen	Fluorid	A (RÄ)	β-Carotin	E	B_1	B_2	Niacin	B_6	Folsäure	B_{12}	C	**Lebensmittel**
mg	mg	mg	mg	mg	mg	µg	µg	µg	mg	mg	mg	mg	mg	µg	µg	mg	
156	357	.	245	24	.	.	.	.	.	.	0,12	1,5	.	37	3,40	.	Stint
43	363	40	200	50	1,0	28	450	.	.	0,16	0,16	8,5	0,46	15	4,30	.	Thunfisch
																	Süßwasserfische
65	259	17	334	24	0,87	30	0,98	.	.	0,18	0,32	2,6	0,28	13	1,00	1,8	Aal
47	330	95	282	25	0,40	100	6,50	.	1,50	0,08	0,12	1,7	.	.	.	.	Barsch (Flussbarsch)
63	413	12	245	26	0,44	30	32	.	1,70	0,08	0,07	3,4	.	9,4	.	.	Forelle (Bach-, Regenbogenforelle)
75	317	32	225	28	0,46	80	14	.	0,91	0,08	0,05	1,6	0,15	6,0	.	.	Hecht
30	387	63	247	51	0,70	32	44	.	.	0,07	0,05	1,9	0,15	.	.	1,5	Karpfen
59	336	15	253	26	0,58	30	41	.	2,20	0,17	0,17	7,5	0,98	3,4	2,90	1,0	Lachs (Salm)
24	372	50	195	47	0,69	40	.	.	.	0,16	0,25	2,3	.	.	.	1,0	Zander
																	Krustentiere und Weichtiere
160	184	82	157	32	3,10	120	93	.	0,85	0,16	0,20	2,2	0,22	7,0	15	.	Auster
146	233	92	224	67	0,60	160	2,3	.	.	0,05	0,03	2,4	0,13	12	1,60	1,9	Garnele, Krabbe (Nordseegarn., Granat)
270	220	61	234	24	1,00	210	.	.	1,50	0,13	0,08	1,8	1,20	16	0,94	.	Hummer
253	254	43	224	.	2,00	.	.	.	.	0,15	0,10	2,0	.	.	.	.	Krebs (Flusskrebs)
320	260	160	430	20	2,70	34	150	.	.	0,03	0,10	7,0	0,10	.	18	.	Krill (Antarktis)
182	500	68	215	.	1,30	.	25	.	.	+	0,08	3,0	.	.	.	2,0	Languste
296	282	25	200	32	4,20	480	54	.	0,75	0,16	0,22	1,6	0,07	33	8,00	3,2	Miesmuschel (Blau- oder Pfahlmuschel)
.	.	26	208	.	1,80	.	.	.	.	0,04	0,08	1,3	.	11	1,80	.	Pilgermuschel (Kamm-Muschel)
387	273	27	143	.	0,80	.	3,0	.	2,40	0,07	0,05	2,6	0,39	.	.	.	Tintenfisch (Sepia)
.	.	.	.	.	.	.	.	.	.	.	.	.	.	.	.	.	Weinbergschnecke
																	Fischerzeugnisse
500	243	19	250	18	0,67	180	940	.	.	0,19	0,37	3,5	0,16	.	1,00	.	Aal, geräuchert
689	343	35	256	32	1,10	360	28	.	1,60	0,04	0,25	4,3	0,50	.	9,70	.	Bückling
520	265	18	300	.	0,90	.	33	.	.	0,06	0,04	6,0	.	.	.	.	Heilbutt, schwarzer, geräuchert
585	184	36	240	.	1,10	300	20	.	.	+	0,13	3,9	.	.	.	.	Hering, Brathering
1090	74	38	149	12	.	70	33	.	1,60	0,05	0,21	.	0,15	.	.	.	Hering, mariniert (Bismarckhering)
2500	.	43	200	35	1,30	.	.	.	.	.	.	.	.	.	.	.	Hering, Matjeshering
5930	240	112	341	39	0,02	.	48	.	.	0,04	0,29	3,0	0,22	.	13	.	Hering, Salzhering (Pökelhering)

Lebensmittel	Abfall	In 100g essbarem Anteil sind enthalten:									
		Protein	Fett	Fettsäuren			Cho-lesterol	Kohlenhydrate		Energie	
				ge-sättigte	einfach unges.	mehrfach unges.		verwert-bare	Ballast-stoffe		
	%	g	g	g	g	g	mg	g	g	kJ	kcal
Kaviar, echt (Stör Kaviar)	0	26,1	15,50	.	.	.	300	.	.	1017	244
Kaviar-Ersatz (Deutscher Kaviar)	0	14,0	6,45	.	.	.	.	.	.	477	114
Krebsfleisch in Dosen („Crab meat“)	0	18,0	1,67	.	.	.	.	.	.	368	87
Lachs in Dosen (Salm)	2	21,1	8,93	.	.	.	.	.	.	689	165
Makrele (geräuchert)	31	20,7	15,50	2,97	6,72	4,40	.	.	.	925	222
Ölsardinen	0	24,1	13,90	2,22	5,80	3,21	140	.	.	924	222
Rotbarsch, geräuchert	27	23,8	5,50	1,03	2,80	1,35	.	.	.	608	145
Schellfisch (geräuchert)	40	22,1	0,47	0,09	0,07	0,20	.	.	.	393	93
Schillerlocken	0	21,3	24,10	5,37	10,04	6,85		.		1254	302
Seelachs in Öl (Lachsersatz)	0	19,5	8,00	.	.	.	.	.	.	628	150
Seelachs, geräuchert	18	22,8	0,81	0,15	0,18	0,46	.	.	.	418	98
Stockfisch	36	79,2	2,50	.	.	.	.	.	.	1439	339
Thunfisch in Öl	0	23,8	20,90	.	.	.	32	.	.	1178	283
Fischstäbchen, TK	0	14,0	1,00	0,20	0,20	0,40	45	21,0	1,5	635	152

Eier

Hühnerei, gesamt	12	12,8	11,30	3,15	4,67	1,83	396	0,7	.	570	136
Hühnerei, St. ca. 60 g	12	7,7	6,80	1,89	2,80	1,10	238	0,4	.	342	82
Hühnereidotter (Flüssigeigelb)	0	16,1	31,90	9,54	1,58	5,25	1260	0,3	.	1459	353
Hühnereiklar (Flüssigeiweiß)	0	11,1	0,20	.	.	.	.	0,7	.	208	49
Hühnervollei, getrocknet (Trockenvollei)	0	46,0	41,80	11,62	2,01	5,50	1440	2,4	.	2369	570

Milch und Milcherzeugnisse

Milch											
Kuhmilch (Vollmilch), 3,5 %	0	3,28	3,57	2,02	0,95	0,08	12	4,70	.	272	65
Roh-Vorzugs-Milch	0	3,26	3,78	2,38	0,96	0,10	12	4,70	.	279	67
Fettarme Milch, 1,5 %	0	3,28	1,60	0,91	0,40	0,04	5,2	4,80	.	200	48

In 100g essbarem Anteil sind enthalten:

Natrium	Kalium	Calcium	Phosphor	Magnesium	Eisen	Fluorid	A (RÄ)	β-Carotin	E	B_1	B_2	Niacin	B_6	Folsäure	B_{12}	C	Lebensmittel
Mineralstoffe							Vitamine										
mg	mg	mg	mg	mg	mg	µg	µg	µg	mg	mg	mg	mg	mg	µg	µg	mg	
1940	164	51	300	.	1,4	.	561	.	.	.	.	.	.	.	.	.	Kaviar, echt (Stör Kaviar)
2110	73	51	.	.	.	.	.	.	.	.	.	.	.	.	.	.	Kaviar-Ersatz (Deutscher Kaviar)
356	296	45	.	180	0,8	.	.	.	.	0,14	0,05	1,6	.	0,3	0,46	.	Krebsfleisch in Dosen („Crab meat“)
540	300	185	292	.	1,1	.	59	.	.	0,03	0,17	6,8	0,45	14	4,50	.	Lachs in Dosen (Salm)
261	275	5,0	240	.	1,2	.	30	.	.	0,14	0,35	10	0,50	.	.	.	Makrele (geräuchert)
366	388	330	430	.	2,7	530	49	.	.	0,04	0,30	6,5	0,22	7,7	0,16	.	Ölsardinen
553	367	25	230	.	4,7	.	.	.	.	.	.	.	.	.	.	.	Rotbarsch, geräuchert
557	300	20	262	25	1,0	.	+	.	.	0,05	0,10	2,5	.	.	.	+	Schellfisch (geräuchert)
623	58	18	230	28	1,1	.	.	.	.	.	.	.	.	.	.	.	Schillerlocken
2900	55	31	240	.	.	.	.	.	.	.	.	.	.	.	.	.	Seelachs in Öl (Lachsersatz)
648	.	.	.	.	.	.	.	.	.	.	.	.	.	.	.	.	Seelachs, geräuchert
500	1500	60	450	.	4,3	500	.	.	.	0,08	0,11	3,5	0,20	.	1,00	.	Stockfisch
291	248	7,0	294	.	1,2	.	152	.	.	0,05	0,06	11	0,25	4,6	1,30	.	Thunfisch in Öl
2030	255	36	235	29	0,5	43	10	.	0,2	0,13	0,13	1,1	0,30	14,0	1,00	0,7	Fischstäbchen, TK

Eier

144	147	54	214	12	2,0	110	272	13	2,0	0,10	0,40	0,08	0,07	67	1,9	.	Hühnerei
86	88	32	128	7,2	1,2	66	163	7	1,1	0,06	0,24	+	0,04	40	1,1	.	Hühnerei, St. ca. 60g
51	138	140	590	16	7,2	30	886	29	5,7	0,29	0,40	0,06	0,30	159	2,0	.	Hühnereidotter (Flüssigeigelb)
170	154	11	21	12	0,2	.	.	.	.	0,02	0,32	0,09	0,01	9,2	0,1	0,3	Hühnereiklar (Flüssigeiweiß)
521	490	190	757	46	8,8	403	800	.	2,7	0,44	1,40	0,24	0,08	184	9,6	.	Hühnervollei, getrocknet (Trockenvollei)

Milch und Milcherzeugnisse

																	Milch
45	141	120	92	12	0,06	17	31	17	0,07	0,04	0,18	0,09	0,04	5,0	0,41	1,7	Kuhmilch (Vollmilch), 3,5%
48	157	120	92	12	0,05	17	35	17	0,13	0,04	0,18	0,09	0,04	6,7	0,42	1,7	Roh-Vorzugs-Milch
47	155	118	91	12	0,05	17	14	8	0,04	0,04	0,18	0,09	0,05	4,5	0,42	1,7	Fettarme Milch, 1,5%

Lebensmittel	Abfall	In 100g essbarem Anteil sind enthalten:									
		Protein	Fett	Fettsäuren			Cho-lesterol	Kohlenhydrate		Energie	
				gesättigte	einfach unges.	mehrfach unges.		verwertbare	Ballaststoffe		
	%	g	g	g	g	g	mg	g	g	kJ	kcal
Magermilch	0	3,43	0,07	0,04	+	+	3,0	4,80	.	147	34
Buttermilch	0	3,43	0,51	.	.	.	4,0	4,01	.	157	37
Milcherzeugnisse											
Kondensmilch, 7,5 % Fett, ungezuckert	0	6,36	7,57	4,23	2,00	0,21	25	9,32	.	553	132
Kondensmilch, 10 % Fett	0	8,58	10,10	4,79	2,30	0,26	33	12,50	.	742	177
Kondensmilch, gezuckert	0	8,03	8,80	5,01	2,29	0,20	29	51,90	.	1347	320
Kondensmagermilch, gezuckert	0	9,79	0,20	0,12	0,05	+	0,7	56,70	.	1141	269
Trockenvollmilch, Pulver	0	24,70	26,20	15,80	8,38	0,72	97	35,10	.	2016	482
Trockenmagermilch, Pulver	0	34,30	0,97	0,56	0,26	+	3,0	50,50	.	1518	357
Sahne (Kaffeerahm), 10 % Fett	0	3,04	10,50	6,42	2,88	0,31	34	4,00	.	510	123
Sahne, sauer (Sauerrahm)	0	2,74	18,00	10,59	4,73	0,52	59	3,47	.	782	189
Schlagsahne, 30 % Fett	0	2,30	31,70	17,72	8,57	0,81	109	3,27	.	1269	308
Kefir	0	3,23	3,50	.	.	.	.	3,60	.	270	65
Joghurt, 3,5 % Fett	0	3,80	3,75	2,17	1,04	0,15	11	4,37	.	293	70
Fruchtjoghurt, vollfett	0	3,82	2,62	.	.	.	.	15,5	.	426	101
Joghurt, fettarm, 1,5 % Fett	0	3,48	1,60	0,92	0,38	0,05	5,2	4,49	.	208	49
Fruchtjoghurt, fettarm	0	3,51	1,33	.	.	.	.	13,50	.	340	80
Joghurt, mager	0	3,38	0,10	0,06	0,03	+	0,3	4,85	.	157	37
Käse/Quark											
Goudakäse, 45 % i. Tr.	5	25,00	25,40	18,60	6,30	0,50	114	.	.	1373	331
Mozzarella-Käse	0	19,50	16,10	9,97	4,51	0,49	.	.	.	934	225
Parmesan-Käse, 36 % Fett i. Tr.	5	34,90	25,80	15,80	6,80	0,55	68	+	.	1561	375
Provolone-Käse	0	25,80	28,90	17,72	7,72	0,87	.	.	.	1516	365
Romadur-Käse, 40 % Fett i. Tr.	0	22,60	20,10	.	.	.	.	.	.	1141	274
Roquefort-Käse	0	21,10	30,60	18,93	7,15	1,15	.	.	.	1500	362
Sauermilch-Käse (Harzer Mainzer), 10 % Fett i. Tr.	0	29,40	0,70	.	.	.	.	.	.	540	127
Schmelzkäse, 45 % Fett i. Tr.	0	14,10	23,60	12,24	5,08	0,40	.	.	.	1118	270
Tilsiterkäse, 45 % Fett i. Tr.	0	25,80	27,70	17,13	7,54	0,67	.	1,03	.	1485	358
Blauschimmelkäse (Edelpilzkäse), 50 % Fett i. Tr.	0	20,70	29,80	17,55	8,23	0,67	88	0,72	.	1471	355

In 100g essbarem Anteil sind enthalten:																	
Mineralstoffe							Vitamine										**Lebensmittel**
Natrium	Kalium	Calcium	Phosphor	Magnesium	Eisen	Fluorid	A (RÄ)	β-Carotin	E	B_1	B_2	Niacin	B_6	Folsäure	B_{12}	C	
mg	mg	mg	mg	mg	mg	µg	µg	µg	mg	mg	mg	mg	mg	µg	µg	mg	
53	150	123	97	14	0,12	.	2,40	.	.	0,04	0,17	0,1	0,05	5,0	0,30	.	Magermilch
57	147	109	90	16	0,10	10	9,00	9,0	0,02	0,03	0,16	0,10	0,04	5,0	0,20	0,6	Buttermilch
																	Milcherzeugnisse
98	322	242	189	27	0,09	35	54	34	0,17	0,07	0,37	0,20	0,06	6,0	0,41	2,1	Kondensmilch, 7,5 % Fett, ungezuckert
128	420	315	246	35	0,12	46	72	45	0,23	0,09	0,48	0,30	0,08	8,0	0,50	2,7	Kondensmilch, 10 % Fett
88	360	238	236	27	0,25	.	63	40	0,20	0,09	0,39	0,24	0,06	10	0,50	3,8	Kondensmilch, gezuckert
180	500	340	270	38	0,29	.	1,4	0,9	.	0,12	0,41	0,29	0,07	10	0,60	2,4	Kondensmagermilch, gezuckert
371	1160	1047	714	89	0,70	120	253	140	0,50	0,27	1,40	0,70	0,20	40	1,50	11	Trockenvollmilch, Pulver
557	1580	1290	1020	110	0,80	.	8,8	21	0,11	0,34	2,20	1,10	0,28	21	2,20	2,0	Trockenmagermilch, Pulver
40	132	101	85	11	0,11	17	74	50	0,25	0,03	0,16	0,10	0,04	6,0	0,40	1,0	Sahne (Kaffeerahm), 10 % Fett
53	144	100	80	11	0,06	.	.	.	.	0,03	0,15	0,07	0,02	7,0	0,30	0,9	Sahne, sauer (Sauerrahm)
34	112	80	63	10	0,03	12	339	143	0,71	0,03	0,15	0,08	0,04	4,0	0,40	1,0	Schlagsahne, 30 % Fett
46	160	120	90	14	0,09	13	43	20	0,11	0,04	0,17	0,09	0,05	5,0	0,50	.	Kefir
48	157	120	92	12	0,05	14	32	18	0,09	0,04	0,18	0,09	0,05	13	0,40	1,0	Joghurt, 3,5 % Fett
.	.	127	96	.	.	.	.	.	.	.	.	.	.	.	.	.	Fruchtjoghurt, vollfett
45	149	114	87	11	0,04	16	14	8	0,04	0,04	0,17	0,09	0,04	13	0,40	1,6	Joghurt, fettarm, 1,5 % Fett
.	.	114	92	.	.	.	.	.	.	.	.	.	.	.	.	.	Fruchtjoghurt, fettarm
57	187	143	109	14	0,06	20	0,88	0,5	+	0,04	0,18	0,09	0,05	12	0,43	1,7	Joghurt, mager
																	Käse/Quark
512	76	820	443	28	0,50	.	260	.	.	0,03	0,20	0,10	0,08	21	.	1,0	Goudakäse, 45 % i. Tr.
.	.	632	428	24	0,20	.	.	.	.	0,03	0,27	0,14	0,06	10	.	.	Mozzarella-Käse
704	131	1178	743	39	1,00	.	359	116	.	0,02	0,60	0,17	0,09	20	.	.	Parmesan-Käse, 36 % Fett i. Tr.
.	.	881	576	31	0,50	.	.	.	.	0,02	0,32	0,16	.	.	.	.	Provolone-Käse
709	.	403	326	.	.	.	.	.	.	.	.	.	.	.	.	.	Romadur-Käse, 40 % Fett i. Tr.
1496	91	662	392	30	0,60	.	310	.	.	0,04	0,59	0,73	0,12	49	0,60	.	Roquefort-Käse
787	106	125	266	13	0,30	.	.	.	.	0,03	0,36	0,70	.	.	.	.	Sauermilch-Käse (Harzer-Mainzer), 10 % F. i. Tr.
1260	65	547	944	.	1,00	.	300	.	.	0,03	0,38	0,22	0,07	3,5	0,25	.	Schmelzkäse, 45% Fett i. Tr.
573	60	843	512	29	0,11	.	120	.	.	0,06	0,36	0,21	.	.	2,20	1,0	Tilsiterkäse, 45% Fett i. Tr.
787	128	526	362	39	0,20	50	290	180	0,77	0,07	0,50	0,81	0,18	40	0,59	.	Blauschimmelkäse (Edelpilz, 50 % F. i. Tr.

Lebensmittel	Abfall	In 100g essbarem Anteil sind enthalten:									
		Protein	**Fett**	**Fettsäuren**			Cholesterol	**Kohlenhydrate**		**Energie**	
				gesättigte	einfach unges.	mehrfach unges.		verwertbare	Ballaststoffe		
	%	g	g	g	g	g	mg	g	g	kJ	kcal
Briekäse, Rahmbrie, 50 % Fett i. Tr.	0	22,1	27,90	12,87	8,27	0,60	100	0,10	.	1430	345
Butterkäse 50 % Fett i. Tr.	0	20,7	28,80	14,80	7,15	0,65	.	.	.	1424	344
Camembert 45 % Fett i. Tr.	0	20,6	22,30	12,94	6,54	0,54	62	0,10	.	1185	285
Edamer, 40 % Fett i. Tr.	5	25,6	23,40	14,53	6,51	0,50	71	.	.	1310	315
Emmentaler 45 % Fett i. Tr.	6	28,4	31,20	18,18	6,87	0,80	88	.	.	1651	398
Fetakäse (Schafskäse), 45 % Fett i. Tr.	0	16,7	18,10	11,35	4,54	0,66	45	0,43	.	986	237
Frischkäse, Doppelrahm, 60 % Fett i. Tr.	0	11,1	31,50	18,92	8,43	1,00	103	2,56	.	1407	340
Gorgonzola, 55 % Fett i. Tr.	0	19,0	31,20	15,20	8,75	0,88	.	0,62	.	1492	360
Limburger, 40 % Fett i. Tr.	0	21,9	19,70	11,80	5,25	0,36	90	.	.	1111	267
Cottage-Käse (Hüttenkäse), 20 % Fett i. Tr.	0	12,1	4,30	2,20	1,16	0,14	.	3,30	.	428	102
Speisequark, mager	0	13,2	0,25	.	.	.	0,8	3,20	.	303	71
Speisequark, 20 % Fett i. Tr.	0	12,2	5,10	2,93	1,48	0,13	17	2,70	.	457	109
Speisequark mit Sahne, 40 % Fett	0	10,9	11,40	6,56	3,32	0,30	37	2,60	.	664	159

Fette und Öle

Tierische Fette											
Butter (Süß-und Sauerrahmbutter)	0	0,67	83,2	53,20	24,40	1,82	239	.	.	390	751
Butterschmalz	0	0,25	99,5	64,50	29,00	2,30	286	.	.	3686	897
Rindertalg	0	.	99,5	50,35	40,30	3,20	95	.	.	3682	896
Schweineschmalz	0	.	100	41,30	41,48	10,10	86	.	.	3700	900
Pflanzliche Fette und Öle											
Baumwollsaatöl, gereinigt	0	.	100	26,80	18,70	49,50	1,50	.	.	3700	900
Erdnussöl, raffiniert	0	.	100	19,83	55,10	21,60	1,10	.	.	3700	900
Kakaobutter	0	.	100	60,40	32,40	2,28	2,70	.	.	3700	900
Kokosfett, raffiniert	0	.	100	86,65	6,70	1,65	0,54	.	.	3700	900
Kürbiskernöl	0	.	100	16,90	27,60	49,80	2,60	.	.	3700	900
Leinöl	0	.	100	9,55	18,20	68,10	4,30	.	.	3700	900
Maiskeimöl (Maisöl), raffiniert	0	.	100	13,20	26,30	56,20	1,90	.	.	3700	900

In 100g essbarem Anteil sind enthalten:																	
Mineralstoffe							Vitamine										**Lebensmittel**
Natrium	Kalium	Calcium	Phosphor	Magnesium	Eisen	Fluorid	A (RÄ)	β-Carotin	E	B_1	B_2	Niacin	B_6	Folsäure	B_{12}	C	
mg	mg	mg	mg	mg	mg	µg	µg	µg	mg	mg	mg	mg	mg	µg	µg	mg	
630	152	400	188	.	0,50	.	157	100	.	0,05	0,34	1,10	0,23	65	1,70	.	Briekäse, Rahmbrie, 50 % Fett i. Tr.
865	78	694	417	53	0,57	.	.	.	.	.	.	.	.	.	.	.	Butterkäse 50 % Fett i. Tr.
669	110	570	350	17	0,15	25	362	190	0,50	0,05	0,60	1,10	0,25	44	2,80	+	Camembert 45 % Fett i. Tr.
512	105	793	498	31	0,27	67	240	60	0,34	0,05	0,37	0,07	0,07	20	1,90	.	Edamer, 40 % Fett i. Tr.
275	95	1029	627	33	0,35	60	291	119	0,53	0,05	0,30	0,18	0,11	9,0	3,00	0,5	Emmentaler 45 % Fett i. Tr.
.	.	429	337	19	0,65	.	.	.	.	.	.	.	.	.	.	.	Fetakäse (Schafskäse), 45 % Fett i. Tr.
375	95	79	137	7,2	0,55	.	325	150	0,70	0,04	0,23	0,11	0,06	.	0,50	.	Frischkäse, Doppelrahm, 60 % Fett i. Tr.
.	.	612	356	.	0,30	.	.	.	.	0,05	0,43	0,32	0,11	31	1,20	.	Gorgonzola, 55 % Fett i. Tr.
709	128	534	256	21	0,60	.	380	.	.	0,05	0,35	0,06	0,08	60	.	.	Limburger, 40 % Fett i. Tr.
230	88	95	150	8	0,30	.	22	14	0,07	0,03	0,25	0,11	.	.	2,00	.	Cottage-Käse (Hüttenkäse), 20 % Fett i. Tr.
40	95	92	160	12	0,40	25	2,0	4,6	+	0,04	0,30	0,15	0,10	16	0,88	0,7	Speisequark, mager
35	87	85	165	11	0,40	23	44	24	0,12	0,04	0,27	0,14	0,10	16	0,81	0,6	Speisequark, 20 % Fett i. Tr.
34	82	95	187	10	0,30	22	99	54	0,27	0,03	0,24	0,12	0,08	28	0,72	0,5	Speisequark mit Sahne, 40 % Fett

Fette und Öle

																	Tierische Fette
5,1	16	13	21	3,0	.	71	653	380	2,00	+	0,02	0,03	+	.	.	.	Butter (Süß- und Sauerrahmbutter)
.	.	.	.	.	.	.	883	200	3,60	.	.	.	.	.	.	.	Butterschmalz
11	6,0	.	7,0	.	0,32	.	257	220	1,30	.	.	.	.	.	.	.	Rindertalg
1,0	1,0	.	.	.	.	.	.	.	1,60	.	.	.	.	.	.	.	Schweineschmalz
																	Pflanzliche Fette und Öle
1,0	.	.	.	.	0,03	.	.	.	0,04	.	.	.	.	.	.	.	Baumwollsaatöl, gereinigt
.	.	.	.	.	.	.	.	.	10	.	.	.	.	.	.	.	Erdnussöl, raffiniert
.	.	.	.	.	.	.	.	.	1,10	.	.	.	.	.	.	.	Kakaobutter
.	.	.	0,9	0,2	0,02	.	.	.	2,10	.	.	.	.	.	.	.	Kokosfett, raffiniert
.	.	.	.	.	.	.	.	.	.	.	.	.	.	.	.	.	Kürbiskernöl
.	.	.	.	.	.	.	.	.	5,80	.	.	.	.	.	.	.	Leinöl
1,0	1,0	15	.	.	1,30	.	23	140	34	.	.	.	.	.	.	.	Maiskeimöl (Maisöl), raffiniert

Lebensmittel	Abfall	In 100g essbarem Anteil sind enthalten:									
		Protein	Fett	Fettsäuren			Cho-lesterol	Kohlenhydrate		Energie	
				ge-sättigte	einfach unges.	mehrfach unges.		verwert-bare	Ballast-stoffe		
	%	g	g	g	g	g	mg	g	g	kJ	kcal
Olivenöl	0	.	100	13,9	70,6	9,1	1,20	.	.	3700	900
Rapsöl (Rüböl)	0	.	100	6,6	58,2	31,4	2,10	.	.	3700	900
Saforöl (Distelöl), raffiniert	0	.	100	9,1	10,8	75,5	.	.	.	3700	900
Sojaöl, raffiniert	0	.	100	14,5	19,4	60,8	1,60	.	.	3700	900
Sonnenblumenöl, raffiniert	0	.	100	10,9	20,4	63,5	0,47	.	.	3700	900
Walnussöl	0	.	100	9,2	18,6	68,0	1,30	.	.	3700	900
Weizenkeimöl	0	.	100	17,4	14,9	63,5	2,60	.	.	3700	900
Sonstige Fette und Öle											
Margarine (Standardmargarine)	0	0,2	80,0	23,7	32,5	19,5	115	0,40	.	2970	722
Margarine (Pflanzenmargarine)	0	0,2	80,0	31,0	29,7	20,2	7,40	0,40	.	2970	722
Margarine (Diätmargarine)	0	0,2	80,0	24,2	17,2	34,9	1,40	0,20	.	2967	722
Margarine (Halbfettmargarine)	0	1,6	40,0	11,3	13,5	13,8	4,20	0,40	.	1514	368
Mayonnaise, fettreich	0	1,5	82,5	.	.	.	.	.	.	3078	748
Salatmayonnaise (50 % Fett)	0	1,0	52,0	23,1	19,6	7,0	50	5,00	.	2020	483

Getreide und Getreideerzeugnisse

Buchweizengrütze	0	8,13	1,55	.	.	.	.	72,6	3,22	1420	335
Dinkelmehl (Vollkornmehl)	0	14,40	2,55	0,22	0,43	1,17	.	64,0	8,38	1409	332
Buchweizenmehl	0	11,70	2,71	.	.	.	.	70,7	.	1487	351
Eierteigwaren (Nudeln, Makkaroni, Spaghetti), roh	0	13,30	2,78	.	.	0,91	86	69,9	3,38	1501	354
Eierteigwaren (Nudeln), gekocht/abgetropft	0	4,30	0,91	.	.	.	.	17,5	.	399	94
Gerstengraupen	0	10,40	1,36	.	.	.	.	71,0	4,63	1421	335
Grünkernmehl	0	10,40	2,00	.	.	.	.	76,8	.	1544	364
Haferflocken	0	13,50	7,00	1,30	2,70	2,64	.	58,7	10,00	1470	348
Mais, ganzes Korn	0	9,20	3,80	0,60	1,13	1,67	.	64,2	9,71	1376	325
Mais-Frühstücksflocken „Cornflakes" ungesüßt	0	7,71	0,60	.	.	.	.	79,7	4,00	1498	353
Maismehl	0	8,96	2,82	0,36	0,87	1,43	.	66,3	9,40	1373	324
Reis, unpoliert	0	7,78	2,20	0,61	0,55	0,81	.	74,1	2,22	1463	345

In 100g essbarem Anteil sind enthalten:																	
Mineralstoffe							Vitamine										
Natrium	Kalium	Calcium	Phosphor	Magnesium	Eisen	Fluorid	A (RÄ)	β-Carotin	E	B_1	B_2	Niacin	B_6	Folsäure	B_{12}	C	**Lebensmittel**
mg	mg	mg	mg	mg	mg	µg	µg	µg	mg	mg	mg	mg	mg	µg	µg	mg	
.	.	.	.	.	.	.	37	220	12	.	.	.	.	.	.	.	Olivenöl
.	.	.	.	.	.	.	550	3300	23	.	.	.	.	.	.	.	Rapsöl (Rüböl)
.	.	.	.	.	.	.	.	.	44	.	.	.	.	.	.	.	Safloröl (Distelöl), raffiniert
.	.	.	.	.	.	.	583	3500	17	.	.	.	.	.	.	.	Sojaöl, raffiniert
.	.	.	.	.	0,03	.	4,3	26	63	.	.	.	.	.	.	.	Sonnenblumenöl, raffiniert
.	.	.	.	.	.	.	.	.	3,3	.	.	.	.	.	.	.	Walnussöl
.	.	.	.	.	.	.	.	.	174	.	.	.	.	.	.	.	Weizenkeimöl
																	Sonstige Fette und Öle
101	.	.	.	.	.	.	638	650	10	.	.	.	.	.	.	.	Margarine (Standardmargarine)
101	.	.	.	.	.	.	608	650	16	.	.	.	.	.	.	.	Margarine (Pflanzenmargarine)
39	.	.	.	.	.	.	533	200	67	.	.	.	.	.	.	.	Margarine (Diätmargarine)
390	7,0	12	8,0	0,50	0,03	.	583	500	6,0	.	.	.	.	.	.	.	Margarine (Halbfettmargarine)
481	18	.	60	23	1,0	.	.	.	.	0,04	0,04	0,20	.	.	.	.	Mayonnaise, fettreich
750	9	10	30	2	0,30	.	30	.	5,0	0,01	0,02	.	.	7,0	+	.	Salatmayonnaise (50 % Fett)

Getreide und Getreidezeugnisse

Natrium	Kalium	Calcium	Phosphor	Magnesium	Eisen	Fluorid	A (RÄ)	β-Carotin	E	B_1	B_2	Niacin	B_6	Folsäure	B_{12}	C	Lebensmittel
1	218	12	150	48	2,0	·	·	·	·	0,28	0,08	2,80	0,40	·	·	·	Buchweizengrütze
.	381	24	384	114	3,2	.	.	.	1,40	0,42	0,09	.	0,26	.	.	.	Dinkelmehl (Vollkornmehl)
									2,20	.	.	0,58	0,15	2,9	.	.	Buchweizenmehl
17	219	23	153	42	3,0	80	63	.	0,21	0,17	0,07	1,90	.	.	.	.	Eierteigwaren (Nudeln), roh
·	53	9,0	62	.	0,8	·	·	·	·	0,06	0,06	0,40	·	·	·	·	Eierteigwaren (Nudeln), gekocht/abgetropft
5	250	18	205	65	2,8	.	·	·	·	0,09	0,08	3,10	0,22	20,0	·	·	Gerstengraupen
3	349	20	·	·	·	·	·	·	·	·	·	·	·	·	·	·	Grünkernmehl
6,80	374	48	415	134	5,4	75	.	+	1,50	0,59	0,15	1,00	0,16	87,0	·	·	Haferflocken
6	294	8,3	213	91	1,5	43	185	923	2,00	0,36	0,20	1,50	0,40	26,0	·	·	Mais, ganzes Korn
938	120	13	59	14	2,0	·	28	170	0,17	0,06	·	1,40	0,07	5,7	·	·	Mais-Frühstücksflocken „Cornflakes“ unges.
0,70	120	18	.	47	2,4	·	50	300	·	0,44	0,13	1,90	0,06	10,0	·	·	Maismehl
10	238	16	282	119	3,2	42	·	·	0,74	0,41	0,09	5,20	0,27	16,0	·	·	Reis, unpoliert

Lebensmittel	Abfall	In 100g essbarem Anteil sind enthalten:									
		Protein	Fett	Fettsäuren			Cholesterol	Kohlenhydrate		Energie	
				gesättigte	einfach unges.	mehrfach unges.		verwertbare	Ballaststoffe		
	%	g	g	g	g	g	mg	g	g	kJ	kcal
Reis, poliert, roh	0	7,36	0,62	0,13	0,22	0,23	.	77,7	1,39	1460	344
Reis, poliert, gekocht, abgetropft	0	2,10	0,16	.	.	.	.	18,8	.	359	84
Reismehl	0	7,20	0,65	.	.	.	.	79,6	.	1491	351
Roggen, ganzes Korn	0	9,51	1,70	0,31	0,47	0,81	.	60,7	13,20	1245	294
Roggenmehl, Type 1150	0	8,96	1,30	.	.	.	.	67,8	8,00	1342	316
Roggenmehl, Type 1800	0	10,80	1,50	.	.	.	.	58,8	13,90	1225	289
Triticale	0	13,90	2,50	0,40	0,20	1,10	.	63,7	6,74	1394	329
Weizen, ganzes Korn	0	11,70	1,80	0,30	0,18	0,80	.	59,6	13,30	1265	298
Weizengrieß	0	10,30	0,80	.	.	.	.	69,0	7,12	1364	321
Weizenkeime	0	28,70	9,20	1,26	1,16	4,00	.	30,6	17,70	1313	312
Weizenkleie	0	16,00	4,70	0,75	0,83	2,25	.	17,7	45,10	725	172
Weizenmehl, Type 405	0	10,60	1,00	.	.	.	.	70,9	4,00	1409	332
Weizenmehl, Type 550	0	10,60	1,10	.	.	.	.	70,6	4,28	1409	332
Weizenmehl, Type 1050	0	12,10	1,75	.	.	.	.	67,2	5,22	1398	329
Weizenmehl, Type 1700	0	12,10	2,10	.	.	.	.	60,9	11,70	1304	307
Brötchen (Semmeln)	0	8,96	1,90	.	.	.	.	55,5	3,03	1155	272
Grahambrot (Weizenschrotbrot)	0	8,41	1,00	0,22	0,16	0,60	.	39,7	8,37	845	199
Knäckebrot	0	10,10	1,40	.	.	.	.	66,1	14,60	1335	315
Pumpernickel	0	7,36	0,92	.	.	.	.	36,5	9,33	771	182
Roggenbrot	0	6,70	1,00	.	.	.	.	45,8	6,50	921	217
Roggenmischbrot	0	6,90	1,10	.	.	.	.	43,7	6,10	893	210
Roggenvollkornbrot	0	7,30	1,20	.	.	.	.	38,7	8,10	818	193
Weizen(mehl)brot (Weißbrot)	0	8,20	1,20	.	.	.	.	48,8	3,20	1009	238
Weizenmischbrot	0	6,70	1,10	.	.	.	.	47,7	4,60	959	226
Weizentoastbrot	0	7,40	4,40	.	.	.	.	47,7	3,70	1090	258
Weizenvollkornbrot	0	7,50	0,80	.	.	.	.	40,7	7,40	843	199
Keks (Butterkeks, Hartkeks)	0	8,10	11,00	.	.	.	.	74,7	3,30	1805	428
Salzstangen, Salzbrezeln (als Dauergebäck)	0	9,70	0,50	.	.	.	.	76,0	.	1463	344
Stollen (Weihnachtsstollen etc.)	0	5,80	13,00	.	.	.	.	51,5	4,50	1446	344

In 100g essbarem Anteil sind enthalten:																	
Mineralstoffe							Vitamine										**Lebensmittel**
Natrium	Kalium	Calcium	Phosphor	Magnesium	Eisen	Fluorid	A (RÄ)	β-Carotin	E	B_1	B_2	Niacin	B_6	Folsäure	B_{12}	C	
mg	mg	mg	mg	mg	mg	µg	µg	µg	mg	mg	mg	mg	mg	µg	µg	mg	
3,9	109	6,1	114	32	0,84	50	.	.	0,18	0,06	0,03	1,30	0,15	11,0	.	+	Reis, poliert, roh
448	31	3,0	36	.	0,30	.	.	.	.	0,02	0,01	0,32	.	.	.	.	Reis, poliert, gekocht, abgetropft
4	104	7,0	90	23	.	.	.	.	.	0,06	0,03	1,40	0,20	10,0	.	.	Reismehl
3,8	510	37	337	91	2,80	150	.	.	2,00	0,36	0,17	1,80	0,23	143	.	.	Roggen, ganzes Korn
1	297	28	.	50	2,10	.	.	.	0,87	0,22	0,10	1,20	.	.	.	.	Roggenmehl, Type 1150
2	490	32	354	93	3,70	60	1,10	6,5	1,60	0,30	0,14	1,90	.	.	.	.	Roggenmehl, Type 1800
26	444	38	380	155	5,90	.	.	.	.	0,36	0,32	2,10	.	17	.	.	Triticale
7,7	381	33	341	97	3,20	90	3,30	20	1,40	0,46	0,09	5,10	0,27	87	.	.	Weizen, ganzes Korn
1	112	17	.	.	1,00	.	.	.	.	0,12	0,04	1,30	0,09	.	.	.	Weizengrieß
5	993	49	1022	285	8,50	140	10	62	25	2,00	0,72	4,50	0,49	520,0	.	.	Weizenkeime
2	1352	67	1143	490	16	156	0,91	5,5	2,70	0,65	0,51	18	0,72	195,0	.	.	Weizenkleie
2	108	15	74	.	1,50	.	.	.	.	0,06	0,03	0,70	0,18	10,0	.	.	Weizenmehl, Type 405
2	146	17	108	23	1,00	.	.	.	0,34	0,11	.	0,50	0,10	16,0	.	.	Weizenmehl, Type 550
2	203	24	208	54	2,20	12	.	.	.	0,43	0,07	1,40	0,24	22,0	.	.	Weizenmehl, Type 1050
2	378	28	350	130	4,70	60	0,88	5,3	2,10	0,47	0,17	5,00	0,46	50,0	.	.	Weizenmehl, Type 1700
542	130	27	102	30	1,20	1,1	.	.	.	0,09	0,03	1,10	0,04	36,0	.	.	Brötchen (Semmeln)
430	209	42	245	42	1,60	.	.	.	0,33	0,21	0,11	2,50	.	30,0	.	.	Grahambrot (Weizenschrotbrot)
463	436	55	301	68	4,70	.	.	.	.	0,20	0,18	1,10	0,30	88,0	.	.	Knäckebrot
370	.	.	147	.	.	.	.	.	.	0,05	.	.	.	23,0	.	.	Pumpernickel
523	244	29	119	35	2,40	13	.	.	1,10	0,18	0,11	0,92	.	16,0	.	.	Roggenbrot
537	185	47	136	30	1,30	.	.	.	.	0,17	0,08	0,96	0,12	32,0	.	.	Roggenmischbrot
527	291	37	198	54	2,00	.	.	.	1,20	0,18	0,15	0,56	.	14,0	.	.	Roggenvollkornbrot
540	132	58	87	24	0,73	72	.	.	0,58	0,08	0,06	0,85	0,02	21,0	.	.	Weizen(mehl)brot (Weißbrot)
553	177	36	127	40	1,70	42	.	.	.	0,14	0,07	1,20	0,09	.	.	.	Weizenmischbrot
551	160	58	92	25	1,00	.	.	.	.	.	.	.	.	.	.	.	Weizentoastbrot
448	220	31	196	60	2,00	.	.	.	0,82	0,25	0,15	3,30	0,08	29,0	.	.	Weizenvollkornbrot
387	139	47	122	23	1,80	.	.	.	.	.	.	.	.	.	.	.	Keks (Butterkeks, Hartkeks)
1790	124	147	.	.	0,70	.	.	.	.	0,01	0,04	0,70	.	.	.	.	Salzstangen, Salzbrezeln (als Dauergeb.)
.	.	.	.	.	.	.	.	.	.	.	.	.	.	.	.	.	Stollen (Weihnachtsstollen etc.)

Lebensmittel	Abfall	In 100g essbarem Anteil sind enthalten:									
		Protein	Fett	Fettsäuren			Cholesterol	Kohlenhydrate		Energie	
				gesättigte	einfach unges.	mehrfach unges.		verwertbare	Ballaststoffe		
	%	g	g	g	g	g	mg	g	g	kJ	kcal
Tortenboden	0	6,5	5,2	.	.	.	.	68,3	1,4	1455	344
Zwieback (eifrei)	0	9,9	4,3	.	.	.	.	73,1	3,5	1558	368
Kartoffelstärke	0	0,6	0,1	.	.	.	.	83,1	.	1426	336
Weizenstärke	0	0,4	0,1	.	.	.	.	86,1	.	1476	347
Apfelstreuselkuchen aus Mürbeteig	0	2,0	11,0	6,0	3,0	1,0	40	31,0	2,0	975	233
Bienenstich aus Hefeteig, fettreich	0	6,0	16,0	7,0	7,0	1,0	50	33,0	2,0	1260	301
Biskuit	0	9,0	5,0	2,0	.	+	280	82,0	.	1845	441
Blätterteig	0	4,0	32,0	19,0	10,0	1,0	90	28,0	2,0	1750	418
Butterkuchen aus Hefeteig, fettreich	0	6,0	18,0	10,0	6,0	1,0	45	47,0	2,0	1580	378
Käsekuchen aus Mürbeteig	0	9,0	14,0	8,0	4,0	1,0	120	28,0	1,0	1155	276
Käsesahnetorte	0	6,0	6,0	3,0	2,0	+	95	31,0	+	874	209
Marmorkuchen aus Rührmasse	0	6,0	22,0	12,0	7,0	1,0	140	43,0	2,0	1640	367
Nußkuchen aus Rührmasse	0	9,0	32,0	12,0	14,0	3,0	130	35,0	4,0	1910	456
Schwarzwälder Kirschtorte	0	4,0	16,0	9,0	5,0	1,0	90	21,0	1,0	1035	247
Streuselkuchen aus Hefeteig, fettreich	0	6,0	15,0	9,0	4,0	1,0	40	54,0	2,0	1580	378
Obstkuchen (allgemein)	0	3,0	9,0	2,0	4,0	2,0	17	34,0	2,0	960	229
Zwetschgenkuchen aus Hefeteig, fettarm	0	4,0	4,0	2,0	1,0	+	22	28,0	2,0	700	167
Kuchen i. D.	0	7,0	13,0	.	.	.	.	39,0	+	1315	314
Käsegebäck	0	10,0	38,0	.	.	.	.	46,0	.	2390	570
Kräcker	0	4,0	8,0	.	.	.	.	40,0	.	1070	250
Paniermehl	0	13,0	1,0	.	.	.	.	72,0	.	1470	352
Puddingpulver	0	5,0	2,0	.	.	.	.	80,0	.	1530	366
Bäckerhefe, gepresst	0	17,0	1,0	.	.	.	.	.	.	330	79
Bierhefe, getrocknet	0	48,0	4,0	.	.	.	.	.	.	970	229

Kartoffeln und Kartoffelerzeugnisse

Kartoffeln, mit Schale (roh)	20	2,04	0,11	+	+	+	.	14,8	2,07	298	70
Kartoffelpüree, Trockenprodukt	0	8,20	0,47	.	.	.	.	75,3	6,05	1437	338

In 100g essbarem Anteil sind enthalten:																	
Mineralstoffe							Vitamine										**Lebensmittel**
Natrium	Kalium	Calcium	Phos-phor	Magne-sium	Eisen	Fluorid	A (RÄ)	β-Carotin	E	B_1	B_2	Niacin	B_6	Fol-säure	B_{12}	C	
mg	mg	mg	mg	mg	mg	µg	µg	µg	mg	mg	mg	mg	mg	µg	µg	mg	
.	.	.	.	.	.	.	.	.	.	.	.	.	.	.	.	.	Tortenboden
263	160	42	132	16	1,5	.	.	.	.	.	.	1,30	0,09	.	.	.	Zwieback (eifrei)
7,6	15	35	6,7	6	1,8	.	.	.	.	0,006	0,007	0,14	0,001	.	.	.	Kartoffelstärke
2	16	.	.	.	.	.	.	.	.	.	.	.	.	.	.	.	Weizenstärke
1	120	8	25	8	0,6	33	90	60	0,5	0,02	0,02	0,20	0,05	4,0	.	2,0	Apfelstreuselkuchen aus Mürbeteig
50	170	80	110	30	0,9	40	115	65	2,5	0,05	0,14	0,60	0,06	14,0	.	+	Bienenstich aus Hefeteig, fettreich
50	145	30	.	.	.	.	.	.	2,3	.	.	.	.	.	.	.	Biskuit
450	50	15	40	10	0,6	70	250	145	0,9	0,03	0,02	0,30	0,07	5,0	.	+	Blätterteig
13	135	45	85	25	1,0	55	125	75	1,6	0,05	0,09	0,70	0,08	17,0	.	+	Butterkuchen aus Hefeteig, fettreich
50	135	70	130	12	0,9	55	150	56	0,8	0,04	0,15	0,20	0,07	12,0	1,0	+	Käsekuchen aus Mürbeteig
50	100	65	90	10	0,6	35	100	24	0,5	0,03	0,12	0,10	0,04	9,0	1,0	1,0	Käsesahnetorte
140	105	40	165	15	1,2	70	210	90	1,0	0,03	0,08	0,20	0,06	9,0	1,0	+	Marmorkuchen aus Rührmasse
30	235	70	160	55	1,7	80	200	110	6,4	0,06	0,17	1,00	0,07	18,0	.	+	Nußkuchen aus Rührmasse
50	105	45	75	15	0,7	35	205	170	0,7	0,03	0,10	0,20	0,04	6,0	.	1,0	Schwarzwälder Kirschtorte
10	95	30	65	15	1,0	50	115	65	0,5	0,04	0,06	0,50	0,09	13,0	.	+	Streuselkuchen aus Hefeteig, fettreich
50	140	15	55	10	0,7	25	70	70	2,1	0,03	0,04	0,20	0,05	5,0	.	2,0	Obstkuchen (allgemein)
25	195	30	60	13	0,8	25	60	175	0,6	0,05	0,07	0,60	0,07	11,0	.	1,0	Zwetschgenkuchen a. Hefeteig, fettarm
.	.	80	100	.	1,0	.	.	.	.	0,15	0,10	0,50	.	.	.	.	Kuchen i. D.
.	.	.	.	.	.	.	.	.	.	.	.	.	.	.	.	.	Käsegebäck
.	.	.	.	.	.	.	.	.	.	.	.	.	.	.	.	.	Kräcker
35	650	.	.	.	.	.	.	.	.	.	.	+	.	.	.	.	Paniermehl
75	1410	115	90	.	+	.	.	.	.	0,05	0,15	.	.	.	.	+	Puddingpulver
35	650	28	605	28	4,9	.	.	.	.	1,43	2,31	17,40	0,68	716,0	.	.	Bäckerhefe, gepresst
75	1410	50	2	.	17,6	.	.	.	.	12,00	3,77	44,80	4,41	3170	.	.	Bierhefe, getrocknet

Kartoffeln und Kartoffelerzeugnisse

2,7	418	6,4	50	21	0,43	9,7	0,87	5,2	0,05	0,11	0,047	1,2	0,307	22	.	17	Kartoffeln, mit Schale (roh)
138	1290	33	310	.	.	.	.	.	.	.	.	.	.	.	.	.	Kartoffelpüree, Trockenprodukt

Lebensmittel	Abfall	In 100g essbarem Anteil sind enthalten:									
		Protein	Fett	Fettsäuren			Cho-lesterol	Kohlenhydrate		Energie	
				ge-sättigte	einfach unges.	mehrfach unges.		verwert-bare	Ballast-stoffe		
	%	g	g	g	g	g	mg	g	g	kJ	kcal
Kartoffelknödel, gekocht, Trockenprodukt	0	5,76	1,09	.	.	.	.	73,8	4,38	1393	328
Kartoffelknödel, roh, Trockenprodukt	0	5,81	0,23	.	.	.	.	74,2	5,67	1369	322
Kartoffelkroketten, Trockenprodukt	0	7,69	1,48	.	.	.	.	70,5	7,34	1384	326
Kartoffelchips, gesalzen, ölgeröstet	0	5,48	39,40	.	.	.	.	45,1	4,17	2318	557
Kartoffelpuffer (Reibekuchen), Trockenprodukt	0	6,13	0,39	.	.	.	.	73,3	6,16	1365	321
Kartoffelsuppe, Trockenprodukt	0	7,38	3,17	.	.	.	.	63,3	6,12	1353	319
Kartoffelsticks, gesalzen, ölgeröstet	0	6,50	31,5	.	.	.	.	55,1	.	2212	530
Pommes frites, verzehrfertig, ungesalzen	0	4,20	14,5	.	.	.	.	35,7	.	1215	290

Hülsenfrüchte

Lebensmittel	Abfall %	Protein g	Fett g	gesättigte g	einfach unges. g	mehrfach unges. g	Cholesterol mg	verwertbare g	Ballaststoffe g	kJ	kcal
Kuhbohne (Augenbohne), Samen, trocken	0	23,50	1,40	0,54	0,11	0,70	.	33,1	20,6	1013	239
Bohne, Samen, weiß, trocken	1	21,10	1,60	.	.	.	.	34,7	23,2	1007	237
Erbse, Schote + Samen, grün	60	6,55	0,48	0,10	0,04	0,30	.	12,3	4,25	342	81
Erbse, Samen, trocken	1	22,90	1,44	0,26	0,11	0,79	.	41,2	16,6	1152	271
Kichererbse, Samen, trocken	0	19,00	5,92	.	.	.	.	44,3	15,5	1295	307
Leinsamen, Lein	0	28,80	30,90	2,95	5,62	20,90	.	.	38,6	1558	376
Limabohne, Samen, trocken	0	20,60	1,40	0,42	0,13	0,81	.	45,0	14,2	1167	275
Linse, Samen, trocken	0	23,40	1,53	.	.	.	.	40,6	17,0	1144	270
Linsen, Samen, gekocht	0	7,40	0,40	.	.	.	.	10,7	4,49	323	76
Mohn, Samen, trocken	0	23,80	42,20	4,85	4,47	31,12	.	4,2	20,5	1976	477
Mungbohnen, Samen, trocken	0	23,80	1,31	.	.	.	.	43,6	15,8	1194	281
Sesam, Samen, trocken	0	20,90	50,40	7,55	19,90	19,37	.	10,2	11,2	2339	565
Sojabohne, Samen, trocken	17	37,60	18,30	2,39	4,09	10,73	.	6,29	22	1366	327
Sojamehl, vollfett	0	40,80	20,60	2,64	3,44	12,10	.	3,1	18,5	1449	347
Sojamilch	0	3,50	1,84	.	.	.	.	5,76	.	220	52
Sonnenblumenkernmehl	0	39,90	10,60	1,23	2,33	6,35	.	35,7	8,90	1628	386
Straucherbse, Samen, trocken	0	20,20	1,40	.	.	.	.	47,0	8,60	1194	281
Tofu	0	8,84	4,78	.	.	.	.	1,88	.	346	83

In 100g essbarem Anteil sind enthalten:																	
Mineralstoffe							Vitamine										**Lebensmittel**
Natrium	Kalium	Calcium	Phosphor	Magnesium	Eisen	Fluorid	A (RÄ)	β-Carotin	E	B_1	B_2	Niacin	B_6	Folsäure	B_{12}	C	
mg	mg	mg	mg	mg	mg	µg	µg	µg	mg	mg	mg	mg	mg	µg	µg	mg	
1133	740	63	240	.	.	.	.	.	.	.	.	.	.	.	.	.	Kartoffelknödel, gekocht, Trockenprodukt
1312	908	38	170	45	.	.	.	.	.	0,14	.	.	.	.	.	.	Kartoffelknödel, roh, Trockenprodukt
1310	1106	36	267	56	.	.	.	.	.	.	.	.	.	.	.	.	Kartoffelkroketten, Trockenprodukt
450	1000	52	147	64	2,3	.	10	60	.	0,22	0,10	3,4	.	.	.	8,0	Kartoffelchips, gesalzen, ölgeröstet
1020	906	27	192	.	.	.	.	.	.	.	.	.	.	.	.	.	Kartoffelpuffer (Reibekuch.), Trockenprod.
4040	1180	92	.	.	.	.	.	.	.	.	.	.	.	.	.	.	Kartoffelsuppe, Trockenprodukt
720	1160	60	169	74	2,6	.	10	60	.	0,23	0,10	3,4	.	.	.	8,0	Kartoffelsticks, gesalzen, ölgeröstet
6,0	926	20	105	.	1,7	.	.	.	.	0,14	0,09	2,5	0,25	.	.	18	Pommes frites, verzehrfertig, ungesalzen

Hülsenfrüchte

Natrium	Kalium	Calcium	Phosphor	Magnesium	Eisen	Fluorid	A (RÄ)	β-Carotin	E	B_1	B_2	Niacin	B_6	Folsäure	B_{12}	C	Lebensmittel
12	1546	96	409	250	6,7	.	4,9	30	.	0,82	0,17	2,70	0,44	540	.	1,5	Kuhbohne (Augentbohne), Samen, trocken
3,5	1337	113	426	140	6,2	95	67	400	0,21	0,50	0,17	2,00	0,40	187	.	2,5	Bohne, Samen, weiß, trocken
2,0	274	26	113	34	1,7	27	72	422	0,25	0,30	0,16	2,40	0,16	159	.	25	Erbse, Schote + Samen, grün
26	941	50	375	118	5,0	40	13	80	.	0,76	0,27	2,80	0,12	151	.	1,6	Erbse, Samen, trocken
25	756	124	332	123	6,1	.	30	180	.	0,50	0,13	1,60	0,55	340	.	5,1	Kichererbse, Samen, trocken
60	725	198	662	.	8,2	.	.	.	.	0,17	0,16	1,40	.	.	.	.	Leinsamen, Lein
13	1750	90	353	207	6,3	.	.	.	.	0,50	0,19	1,90	0,47	360	.	.	Limabohne, Samen, trocken
6,6	837	65	411	129	8,0	26	17	100	.	0,48	0,26	2,50	0,58	168	.	7,0	Linse, Samen, trocken
1,0	255	23	130	.	2,1	.	.	.	.	0,08	0,07	0,66	.	.	.	.	Linsen, Samen, gekocht
21	705	1460	854	333	9,5	.	.	.	.	0,86	0,17	0,99	0,44	.	.	.	Mohn, Samen, trocken
4,4	1028	112	373	166	6,5	.	.	.	.	0,57	0,29	2,20	0,41	490	.	15	Mungbohnen, Samen, trocken
45	458	783	607	347	10	.	.	.	.	0,79	0,25	4,50	0,79	.	.	.	Sesam, Samen, trocken
4,7	1799	201	550	220	6,6	.	63	380	1,50	0,99	0,46	2,60	1,00	240	.	.	Sojabohne, Samen, trocken
4,0	1870	195	553	247	12	110	14	84	1,50	0,77	0,28	2,20	0,51	190	.	.	Sojamehl, vollfett
3,0	191	3,0	.	28	0,8	.	.	.	.	0,12	0,04	0,22	0,06	1,0	.	.	Sojamilch
.	.	360	600	.	.	.	.	.	.	1,50	0,47	31	.	.	.	.	Sonnenblumenkernmehl
26	927	123	282	171	5,8	.	17	100	.	0,58	0,17	2,60	0,26	340	.	.	Straucherbse, Samen, trocken
3,8	94	87	97	99	3,7	.	.	.	.	0,08	0,05	0,20	0,05	15	.	0,1	Tofu

Lebensmittel	Abfall	In 100g essbarem Anteil sind enthalten: Protein	Fett	Fettsäuren ge-sättigte	Fettsäuren einfach unges.	Fettsäuren mehrfach unges.	Cho-lesterol	Kohlenhydrate verwert-bare	Kohlenhydrate Ballast-stoffe	Energie	
	%	g	g	g	g	g	mg	g	g	kJ	kcal
Urdbohne (Mungobohne)	0	23,1	1,20	0,27	0,20	0,71	.	41,5	17,3	1143	269

Süßwaren, Zucker

Honig (Blütenhonig)	0	0,38	.	.	.	.	.	75,1	.	1283	302
Invertzuckercreme (Kunsthonig)	0	0,15	.	.	.	.	.	82,5	.	1405	331
Zucker (Rohrzucker, Rübenzucker)	0	.	.	.	.	.	.	99,8	.	1697	399
Rohzucker aus Zuckerrüben (Brauner Zucker)	0	.	.	.	.	.	.	96,4	.	1639	386
Eiscreme	0	3,88	11,7	.	.	.	.	21,0	.	857	205
Fondant	0	.	.	.	.	.	.	88,0	.	1496	352
Fruchteis	0	1,50	1,8	.	.	.	.	29,1	.	587	139
Kakaopulver, schwach entölt	0	19,80	24,5	14,7	7,6	0,7	.	10,8	30,4	1427	343
Marzipan	0	8,00	24,9	.	.	.	.	58,7	.	2034	486
Milchschokolade	0	9,20	31,5	.	.	.	.	54,1	.	2242	537
Nuß-Nougat-Creme	0	4,32	31,3	.	.	.	.	58,4	.	2223	532
Schokolade, milchfrei mind. 40 % Kakaomasse	0	5,30	30,0	.	.	.	.	47,0	15,0	1999	479

Gemüse und -erzeugnisse, Salate, Kräuter

Artischocke	52	2,40	0,12	.	.	.	.	2,63	10,80	93	22
Bambussprossen	58	2,50	0,30	0,06	0,01	0,17	.	0,96	.	72	17
Bleichsellerie	37	1,20	0,20	.	.	.	.	2,18	2,55	65	15
Blumenkohl	38	2,46	0,28	+	+	0,13	.	2,34	2,92	95	22
Broccoli	39	3,54	0,20	.	.	.	.	2,66	3,00	117	28
Brunnenkresse	0	1,60	0,30	.	.	.	.	2,03	1,47	73	17
Chicoree	11	1,27	0,18	0,03	+	0,10	.	2,44	1,26	70	16
Chinakohl	21	1,07	0,30	.	.	.	.	1,24	1,90	51	12
Endivie	23	1,75	0,20	.	.	.	.	1,24	1,22	58	41
Feldsalat, Rapunzel	3	1,84	0,36	.	.	.	.	0,81	1,52	58	14

In 100g essbarem Anteil sind enthalten:																	
Mineralstoffe							Vitamine										
Natrium	Kalium	Calcium	Phosphor	Magnesium	Eisen	Fluorid	A (RÄ)	β-Carotin	E	B_1	B_2	Niacin	B_6	Folsäure	B_{12}	C	**Lebensmittel**
mg	mg	mg	mg	mg	mg	µg	µg	µg	mg	mg	mg	mg	mg	µg	µg	mg	
9,0	171	90	365	166	6,8	.	6,0	36	.	0,49	0,23	2,30	.	140	.	3,0	Urdbohne (Mungobohne)

Süßwaren, Zucker

2,4	45	5,9	4,9	1,7	1,30	6,7	.	.	.	0,003	0,05	0,13	0,15	.	.	0,002	Honig (Blütenhonig)
19	4,50	5,5	.	.	.	.	.	.	.	.	.	.	.	.	.	.	Invertzuckercreme (Kunsthonig)
0,3	2,20	0,6	0,3	0,2	0,30	.	.	.	.	.	.	.	.	.	.	.	Zucker (Rohrzucker, Rübenzucker)
3,5	2,40	8,5	.	.	6,00	.	.	.	.	.	.	.	.	.	.	.	Rohzucker a. Zuckerrüben (Brauner Zucker)
110	99	140	117	.	0,14	.	1,30	.	.	0,04	0,25	0,09	.	.	.	.	Eiscreme
17	2	3	.	.	.	.	.	.	.	.	.	.	.	.	.	.	Fondant
20	38	41	26	.	0,40	.	.	.	.	.	.	.	.	.	.	.	Fruchteis
17	1920	114	656	414	13!	120	.	.	.	0,13	0,40	2,70	0,14	38,0	.	.	Kakaopulver, schwach entölt
5	209	43	220	120	2,00	.	.	.	.	0,10	0,45	1,40	0,06	.	.	2,0	Marzipan
58	465	247	261	71	1,70	75	59	34	.	0,11	0,37	0,46	0,11	10,0	.	.	Milchschokolade
.	.	13	.	.	3,50	.	31	.	.	0,23	0,12	.	0,69	.	.	.	Nuß-Nougat-Creme
19	397	63	287	100	3,20	75	.	.	.	0,04	0,13	0,86	0,05	10,0	.	.	Schokolade, milchfr. mind. 40 % Kakaomasse

Gemüse und -erzeugnisse, Salate, Kräuter

47	353	53	130	26	1,50	.	17	100	0,19	0,140	0,012	0,90	.	.	.	7,6	Artischocke
6,0	468	15	53	.	0,70	.	2,3	14	.	0,130	0,080	0,60	.	.	.	6,5	Bambussprossen
130	329	80	48	12	0,19	.	483	2900	.	0,048	0,076	0,55	0,09	7,0	.	7,0	Bleichsellerie
13	296	21	52	16	0,54	9,1	1,7	10	0,09	0,088	0,092	0,60	0,20	88	.	67	Blumenkohl
22	279	58	65	19	0,86	10	146	850	0,62	0,099	0,178	1000	0,28	114	.	100	Broccoli
12	276	180	64	34	3,10	.	823	4900	.	0,085	0,170	0,65	.	.	.	96	Brunnenkresse
4,3	194	26	26	13	0,74	.	572	3400	.	0,058	0,034	0,24	0,05	50	.	8,7	Chicoree
19	144	40	30	11	0,60	15	71	425	0,24	0,032	0,038	0,40	0,12	66	.	26	Chinakohl
43	330	54	54	10	1,40	.	280	1700	.	0,050	0,120	0,41	.	109	.	9,4	Endivie
4,0	421	35	49	13	2,00	.	650	3900	0,6	0,060	0,080	0,38	0,25	145	.	35	Feldsalat, Rapunzel

Lebensmittel	Abfall	In 100g essbarem Anteil sind enthalten:									
		Protein	**Fett**	**Fettsäuren**			Cho-lesterol	**Kohlenhydrate**		**Energie**	
				ge-sättigte	einfach unges.	mehrfach unges.		verwert-bare	Ballast-stoffe		
	%	g	g	g	g	g	mg	g	g	kJ	kcal
Fenchel, Blatt (Bologneser Fenchel)	7	2,43	0,30	.	.	.	.	2,84	4,19	101	24
Gartenkresse	37	4,20	0,70	0,090	0,010	0,390	.	2,48	3,52	139	33
Grünkohl (Braunkohl)	49	4,30	0,90	0,110	0,020	0,490	.	2,54	4,20	155	37
Knoblauch	12	6,05	0,12	.	.	.	.	28,40	.	590	139
Kopfsalat	32	1,22	0,22	.	.	.	.	1,06	1,44	49	11
Löwenzahnblätter	0	2,87	0,62	0,080	0,010	0,370	.	2,44	3,02	113	27
Mangold	19	2,13	0,28	.	.	.	.	0,69	.	58	14
Mungbohnensprossen	0	3,20	0,30	.	.	.	.	1,76	1,24	95	23
Petersilie, Blatt	40	4,43	0,36	0,040	0,007	0,190	.	7,38	4,25	214	50
Porree, Lauch	42	2,21	0,29	0,080	0,010	0,170	.	3,26	2,27	104	24
Portulak	0	1,48	0,34	.	.	.	.	0,59	.	48	11
Rhabarber	22	0,60	0,14	0,020	0,007	0,070	.	1,36	3,20	56	13
Rosenkohl	22	4,45	0,34	0,050	0,007	0,190	.	3,29	4,40	151	36
Rotkohl (Blaukraut)	22	1,50	0,18	+	+	0,100	.	3,54	2,50	92	22
Sauerkraut, abgetropft	0	1,52	0,31	.	.	.	.	0,77	2,14	71	17
Schnittlauch	0	3,58	0,74	0,090	0,020	0,420	.	1,59	.	115	27
Sojasprossen/-Keime	17	6,05	1,03	.	.	.	.	4,68	2,38	211	50
Spargel	26	1,91	0,16	0,003	0,003	0,080	.	2,04	1,31	75	18
Spargel in Dosen	0	1,90	0,30	.	.	.	.	1,27	1,10	66	16
Spinat	15	2,65	0,30	0,003	0,002	0,160	.	0,61	2,58	67	16
Weißkohl (Weißkraut)	22	1,37	0,20	0,030	+	0,110	.	4,18	2,96	105	25
Kohlrabi	34	1,94	0,16	0,028	0,014	0,071	.	3,70	1,44	104	24
Kohlrübe, Steckrübe	17	1,16	0,16	0,021	0,010	0,100	.	5,71	2,90	123	29
Meerrettich	47	2,80	0,30	0,050	0,030	0,160	.	11,70	.	266	63
Möhre, Karotte	19	0,98	0,20	0,030	0,040	0,120	.	4,80	3,63	109	26
Möhre, Karotte in Dosen	0	0,58	0,33	.	.	.	.	2,06	1,65	57	14
Möhrensaft (Karottensaft)	0	0,63	.	.	.	.	.	4,75	.	93	22
Pastinake	26	1,31	0,43	0,060	0,030	0,250	.	12,10	2,13	249	59
Radieschen	37	1,05	0,14	0,030	0,010	0,050	.	2,13	1,63	61	14

In 100g essbarem Anteil sind enthalten:																	Lebensmittel
Mineralstoffe							Vitamine										
Natrium	Kalium	Calcium	Phosphor	Magnesium	Eisen	Fluorid	A (RÄ)	β-Carotin	E	B_1	B_2	Niacin	B_6	Folsäure	B_{12}	C	
mg	mg	mg	mg	mg	mg	µg	µg	µg	mg	mg	mg	mg	mg	µg	µg	mg	
86	494	109	51	49	2,70	.	783	4700	.	0,230	0,110	0,20	0,10	100	.	93	Fenchel, Blatt (Bologneser Fenchel)
5,0	550	214	38	.	2,90	24	365	2200	0,700	0,150	0,190	1,80	0,30	.	.	59	Gartenkresse
35	451	212	87	31	1,90	20	862	5200	1,700	0,100	0,250	2,10	0,25	187	.	105	Grünkohl (Braunkohl)
.	.	38	134	.	1,40	.	.	.	0,010	0,200	0,080	0,60	.	.	.	14	Knoblauch
7,5	179	22	23	8,9	0,35	23	187	1100	0,610	0,062	0,078	0,32	.	59	.	13	Kopfsalat
76	483	165	67	37	3,30	.	1300	7900	2,500	0,190	0,170	0,80	.	.	.	68	Löwenzahnblätter
90	376	103	39	.	2,70	.	588	3500	.	0,098	0,160	0,65	.	30	.	39	Mangold
4,8	179	3,7	49	12	0,46	.	.	.	.	0,041	0,092	0,79	0,07	46	.	11	Mungbohnensprossen
37	811	179	87	43	3,60	89	871	5200	3,700	0,140	0,300	1,40	0,20	149	.	161	Petersilie, Blatt
4,4	267	63	48	16	0,80	10	123	739	0,530	0,086	0,068	0,53	0,26	103	.	26	Porree, Lauch
2,0	390	95	35	151	3,60	.	177	1100	.	0,030	0,100	0,50	0,15	.	.	72	Portulak
2,0	287	66	22	11	0,35	40	10	61	0,250	0,027	0,030	0,25	0,04	2,5	.	10	Rhabarber
9,2	451	33	84	22	1,00	.	79	474	0,560	0,126	0,134	0,67	0,34	101	.	112	Rosenkohl
11	252	36	30	16	0,44	12	2,5	15	1,700	0,063	0,044	0,43	0,15	35	.	57	Rotkohl (Blaukrau)
355	288	48	43	14	0,60	45	3,0	18	.	0,027	0,050	0,17	0,21	31	.	20	Sauerkraut, abgetropft
3,0	434	129	75	44	1,90	.	50	300	.	0,140	0,150	0,60	0,42	.	.	47	Schnittlauch
30	235	32	75	19	0,89	.	4,2	25	.	0,150	0,160	1,50	0,16	160	.	20	Sojasprossen/-Keime
4,1	202	26	45	17	0,68	48	87	516	2,000	0,110	0,100	1,00	0,06	108	.	20	Spargel
368	119	17	31	8,1	0,72	.	58	350	.	0,060	0,080	0,80	0,03	55	.	15	Spargel in Dosen
69	554	117	46	60	3,80	75	795	4800	1,400	0,090	0,200	0,62	0,22	145	.	51	Spinat
12	255	45	36	14	0,41	12	12	69	1,700	0,043	0,045	0,32	0,19	31	.	48	Weißkohl (Weißkraut)
20	322	64	50	43	0,47	.	33	200	.	0,048	0,046	1,80	0,07	70	.	63	Kohlrabi
10	227	48	31	11	0,45	30	17	99	.	0,050	0,058	0,85	0,20	42	.	33	Kohlrübe, Steckrübe
9	628	94	93	38	1,30	.	3,3	20	.	0,140	0,110	0,60	0,18	.	.	114	Meerrettich
61	321	37	35	13	0,38	19	1500	7600	0,460	0,069	0,053	0,58	0,27	26	.	7	Möhre, Karotte
212	173	26	20	9,6	0,53	20	1000	6000	.	0,024	0,020	0,30	0,02	.	.	2,5	Möhre, Karotte in Dosen
52	219	27	31	.	.	.	437	2600	.	.	.	.	.	.	.	3,8	Möhrensaft, Karottensaft
8,0	523	49	82	26	0,66	10	3,3	20	0,894	0,080	0,130	0,94	0,11	59	.	18	Pastinake
21	241	26	18	9,4	0,44	70	3,8	23	.	0,033	0,030	0,25	0,06	24	.	29	Radieschen

Lebensmittel	Abfall	In 100g essbarem Anteil sind enthalten:									
		Protein	**Fett**	**Fettsäuren**			Cho-lesterol	**Kohlenhydrate**		**Energie**	
				ge-sättigte	einfach unges.	mehrfach unges.		verwert-bare	Ballast-stoffe		
	%	g	g	g	g	g	mg	g	g	kJ	kcal
Rettich	24	1,05	0,15	0,03	0,020	0,07	.	2,39	2,50	64	15
Rote Rübe, Rote Beete	22	1,53	0,10	0,02	0,010	0,05	.	8,38	2,53	175	41
Rote Rübe, Rote Beete, Saft	0	1,08	.	.	.	.	.	7,99	.	156	37
Schwarzwurzel	44	1,39	0,43	.	.	.	.	2,12	18,30	76	18
Sellerie, Knolle	27	1,55	0,33	0,07	0,010	0,17	.	2,25	4,23	77	18
Topinambur	31	2,44	0,41	0,09	0,008	0,20	.	4,00	12,10	130	31
Weiße Rübe	31	0,99	0,22	.	.	.	.	4,66	3,49	104	25
Wirsingkohl	28	2,78	0,32	.	.	.	.	2,92	2,57	109	26
Zwiebel	8	1,18	0,25	0,10	0,100	0,01	.	4,92	1,81	116	27
Zwiebel, getrocknet	0	10,5	0,93	.	.	.	.	35,3	36,50	836	197
Gemüsefrüchte											
Aubergine	17	1,24	0,18	.	.	.	.	2,49	2,82	72	17
Bohnen, grün	6	2,39	0,24	0,07	0,007	0,11	.	5,09	1,89	139	33
Bohnen, grün in Dosen	0	1,20	0,10	.	.	.	.	1,58	1,50	53	12
Gurke	26	0,60	0,20	0,07	0,005	0,09	.	1,81	0,54	52	12
Gurken, milchsauer (Salzgurke, Salzdillgurke)	0	1,04	0,15	.	.	.	.	2,57	.	83	20
Kürbis	30	1,10	0,13	0,03	0,002	0,06	.	4,59	2,16	104	25
Paprikafrüchte (Paprikaschote)	23	1,08	0,24	0,05	0,007	0,13	.	2,91	3,59	81	19
Rucola	0	2,60	0,70	.	.	.	.	2,10	1,60	62	15
Sauerampfer, Blatt	0	3,19	0,36	0,04	0,120	0,19	.	1,16	1,95	87	21
Tomate	4	0,95	0,21	0,04	0,030	0,10	.	2,60	0,95	73	17
Tomate in Dosen	0	1,15	0,20	.	.	.	.	2,49	0,93	75	18
Tomatenmark	0	2,30	0,50	.	.	.	.	5,55	.	165	39
Tomatensaft	0	0,76	0,05	.	.	.	.	2,96	.	71	17
Zucchini	13	1,89	0,29	.	.	.	.	2,26	1,08	81	19
Zuckermais	63	3,28	1,23	.	.	.	.	15,70	.	369	87

In 100g essbarem Anteil sind enthalten:																	
Mineralstoffe							Vitamine										
Natrium	Kalium	Calcium	Phosphor	Magnesium	Eisen	Fluorid	A (RÄ)	β-Carotin	E	B_1	B_2	Niacin	B_6	Folsäure	B_{12}	C	**Lebensmittel**
mg	mg	mg	mg	mg	mg	µg	µg	µg	mg	mg	mg	mg	mg	µg	µg	mg	
15	432	40	35	18	0,77	.	1,6	9,4	.	0,030	0,030	0,40	0,06	24	.	27	Rettich
58	407	17	45	21	0,90	12	1,8	11	0,050	0,022	0,042	0,23	0,05	83	.	10	Rote Rübe, Rote Beete
200	242	.	29	.	.	.	.	.	.	.	.	.	.	.	.	2,9	Rote Rübe, Rote Beete, Saft
5	320	53	76	23	3,30	.	3,3	20	.	0,110	0,035	0,35	.	.	.	4,0	Schwarzwurzel
77	414	50	74	14	0,48	11	2,5	15	0,540	0,036	0,070	0,90	0,20	76	.	8,3	Sellerie, Knolle
.	478	10	78	20	3,70	.	2,0	12	.	0,200	0,060	1,30	.	.	.	4,0	Topinambur
58	269	45	37	14	0,38	.	12	72	.	0,040	0,050	0,67	0,08	20	.	20	Weiße Rübe
8,7	236	64	56	12	0,55	.	7,5	45	2,500	0,059	0,064	0,33	0,16	90	.	49	Wirsingkohl
3,0	162	22	33	9,6	0,23	42	1,2	6,9	0,070	0,034	0,020	0,20	0,15	11	.	7,1	Zwiebel
105	1040	162	243	.	3,30	.	43	260	.	0,260	0,180	1,10	0,50	110	.	42	Zwiebel, getrocknet
																	Gemüsefrüchte
4,0	203	12	21	13	0,37	.	7,2	43	0,030	0,038	0,045	0,60	0,08	31	.	5,0	Aubergine
1,5	238	60	37	24	0,77	12	59	323	0,130	0,076	0,110	0,57	0,26	70	.	19	Bohnen, grün
249	143	34	24	20	1,30	.	33	200	0,050	0,070	0,040	0,30	0,03	13	.	4,3	Bohnen, grün in Dosen
3,0	161	16	17	8,3	0,22	11	62	372	0,063	0,018	0,030	0,20	0,03	15	.	8,0	Gurke
960	.	30	30	.	1,60	.	.	.	.	0,003	0,022	.	.	.	.	2,0	Gurken, milchsauer (Salzgurke, Salzdillgurke)
3,1	304	22	44	8,0	0,80	.	128	582	1,100	0,047	0,065	0,50	0,11	36	.	12	Kürbis
1,5	177	10	22	11	0,40	.	179	528	2,500	0,049	0,043	0,33	0,24	57	.	121	Paprikafrüchte (Paprikaschote)
27	369	160	.	.	1,50	.	233	1400	.	0,040	0,090	0,30	.	0,07	.	.	Rucola
.	287	58	51	33	2,10	.	231	.	.	.	.	.	.	.	.	117	Sauerampfer, Blatt
3,3	242	9,4	22	12	0,33	24	97	592	0,810	0,057	0,035	0,53	0,10	22	.	19	Tomate
9,0	193	27	11	13	0,54	1,9	81	485	.	0,060	0,020	0,70	.	.	.	17	Tomate in Dosen
590	1160	60	34	32	1,00	.	207	1200	.	0,093	0,058	1,50	0,18	.	.	9,0	Tomatenmark
4,8	236	15	16	9,5	0,56	.	90	540	.	0,056	0,026	0,72	0,11	13	.	15	Tomatensaft
3,0	177	25	29	18	1,00	.	31	180	.	0,210	0,079	0,40	0,12	.	.	17	Zucchini
0,3	289	2,2	83	27	0,40	.	10	30	0,095	0,150	0,120	1,70	0,22	43	.	12	Zuckermais

Lebensmittel	Abfall	In 100g essbarem Anteil sind enthalten:									
		Protein	Fett	Fettsäuren			Cho-lesterol	Kohlenhydrate		Energie	
				ge-sättigte	einfach unges.	mehrfach unges.		verwert-bare	Ballast-stoffe		
	%	g	g	g	g	g	mg	g	g	kJ	kcal

Pilze

Lebensmittel	Abfall %	Protein g	Fett g	gesättigte g	einfach unges. g	mehrfach unges. g	Cholesterol mg	verwertbare g	Ballaststoffe g	kJ	kcal
Austernpilz	0	3,46	0,22	0,10	0,02	0,10	.	.	5,85	47	11
Birkenpilz	30	4,70	0,62	.	.	.	.	.	6,49	76	18
Butterpilz	20	2,55	0,36	.	.	.	.	0,30	4,48	47	11
Champignon (Zuchtchampignon)	2	4,11	0,25	0,04	.	0,15	.	0,56	2,03	67	16
Champignons in Dosen	0	3,38	0,50	.	.	.	.	0,07	1,50	59	14
Hallimasch	50	3,17	0,68	.	.	.	.	0,10	5,51	63	15
Morchel (Speisemorchel)	17	2,49	0,32	.	.	.	.	.	7,01	40	10
Pfifferling	39	2,36	0,49	.	.	.	.	0,17	3,27	48	11
Pfifferlinge in Dosen	0	2,08	0,69	.	.	.	.	0,20	3,81	53	13
Steinpilz	20	5,40	0,40	.	.	.	.	0,53	6,02	85	20
Steinpilz, getrocknet	0	29,50	3,20	.	.	.	.	4,11	55,3	523	124
Trüffel	0	8,29	0,51	.	.	.	.	.	16,5	113	27

Schalenfrüchte/Nüsse/Samen

Lebensmittel	Abfall %	Protein g	Fett g	gesättigte g	einfach unges. g	mehrfach unges. g	Cholesterol mg	verwertbare g	Ballaststoffe g	kJ	kcal
Cashewnuss	0	20,60	42,20	8,83	24,50	7,30	.	30,50	2,90	2377	572
Erdnuss	0	29,80	48,10	6,96	22,10	14,40	.	7,48	11,70	2336	564
Erdnuss geröstet u. geschält	0	30,20	49,40	6,63	22,70	14,80	.	9,42	11,40	2424	585
Edelkastanie (Marone)	20	2,93	1,90	0,28	1,00	0,50	.	41,20	8,37	813	192
Haselnuss	58	14,10	61,60	4,07	46,00	8,60	.	10,50	8,20	2662	644
Kokosnuss	27	4,63	36,50	31,80	2,20	0,60	.	4,78	9,00	1498	363
Macadamianuss (Australnuss)	34	8,80	73,00	10,40	57,80	1,70	.	4,00	11,40	2896	703
Mandel, süß	49	22,10	54,10	4,10	33,10	12,80	.	5,36	13,50	2411	583
Mohn, Samen (trocken)	0	23,80	42,20	4,85	4,47	31,12	.	4,20	20,50	1976	477
Paranuss	51	16,00	66,80	15,40	19,80	28,10	.	3,64	6,70	2765	670
Pekannuss	53	11,00	72,00	5,80	45,20	16,60	.	4,44	9,50	2898	703

In 100g essbarem Anteil sind enthalten:																	Lebensmittel
Mineralstoffe							Vitamine										
Natrium	Kalium	Calcium	Phosphor	Magnesium	Eisen	Fluorid	A (RÄ)	β-Carotin	E	B_1	B_2	Niacin	B_6	Folsäure	B_{12}	C	
mg	mg	mg	mg	mg	mg	µg	µg	µg	mg	mg	mg	mg	mg	µg	µg	mg	
Pilze																	
6,0	254	12	67	13	1,20	.	.	.	.	0,19	0,28	.	0,08	.	.	0,6	Austernpilz
2,0	360	1,9	83	10	1,60	.	.	.	.	0,10	0,44	4,9	.	.	.	7,0	Birkenpilz
.	190	25	.	6,0	1,30	.	.	.	.	.	.	.	.	.	.	8,0	Butterpilz
7,9	390	11	125	14	1,20	20	1,7	10	0,110	0,09	0,44	5,2	0,06	25	.	4,9	Champignon (Zuchtchampignon)
319	121	19	69	15	0,80	.	.	.	.	0,02	0,19	1,2	0,06	.	.	1,7	Champignons in Dosen
.	429	4,2	121	13	0,90	.	.	.	.	.	.	.	.	.	.	5,0	Hallimasch
2,0	390	11	162	16	1,20	.	.	.	.	0,13	0,06	.	.	.	.	5,0	Morchel (Speisemorchel)
3,0	367	3,7	56	14	.	50	217	1300	.	0,02	0,23	6,5	.	.	.	6,0	Pfifferling
165	155	4,7	.	6,1	0,96	.	217	1300	.	.	.	.	0,04	.	.	3,0	Pfifferlinge in Dosen
6,0	341	4,2	85	12	1,00	63	.	.	0,158	0,03	0,37	4,9	.	.	.	2,5	Steinpilz
14	2000	34	642	.	8,40	.	.	.	.	.	.	.	.	.	.	.	Steinpilz, getrocknet
77	526	24	62	24	3,50	.	.	.	.	.	.	.	.	.	.	.	Trüffel
Schalenfrüchte/Nüsse/Samen																	
14	552	31	373	267	2,8	140	10	60	0,78	0,63	0,26	2,00	.	.	.	.	Cashewnuss
11	661	41	341	160	1,8	130	0,33	2,0	11	0,90	0,15	15,00	0,44	169	.	.	Erdnuss
5,7	777	65	409	182	2,3	140	.	.	8,80	0,25	0,14	14	0,40	.	.	.	Erdnuss, geröstet u. geschält
1,5	707	33	87	45	1,3	.	4,00	24	1,20	0,20	0,21	0,87	0,35	.	.	27,0	Edelkastanie (Marone)
2,0	636	226	333	156	3,8	17	4,80	29	26	0,39	0,21	1,40	0,31	71	.	3,0	Haselnuss
35	379	20	94	39	2,3	.	.	.	0,72	0,06	+	0,38	0,06	30,0	.	2,0	Kokosnuss
265	.	51	201	.	0,2	.	.	.	.	0,28	0,12	1,50	.	.	.	.	Macadamianuss (Australnuss)
2,0	835	252	454	170	4,1	90	20	120	26	0,22	0,62	4,20	0,16	45	.	.	Mandel, süß
21	705	1460	854	333	9,5	.	.	.	.	0,86	0,17	0,99	0,44	.	.	.	Mohn, Samen (trocken)
2,0	644	132	674	160	3,4	.	.	.	7,60	1,00	0,04	0,20	0,11	39	.	0,7	Paranuss
3,0	604	73	290	142	2,4	.	13	80	3,10	0,86	0,13	2,00	.	.	.	2,0	Pekannuss

Lebensmittel	Abfall	In 100g essbarem Anteil sind enthalten:									
		Protein	Fett	Fettsäuren			Cholesterol	Kohlenhydrate		Energie	
				gesättigte	einfach unges.	mehrfach unges.		verwertbare	Ballaststoffe		
	%	g	g	g	g	g	mg	g	g	kJ	kcal
Pistazie (grüne Mandel)	47	20,8	51,6	6,13	34,8	7,6	.	11,6	10,60	2405	581
Sesam, Samen (trocken)	0	20,9	50,4	7,55	19,9	19,4	.	10,2	11,20	2339	565
Sonnenblumenkerne, Samen, trocken	48	26,5	49,0	5,40	13,5	28,0	.	12,3	6,30	2405	580
Walnuss	57	17,0	62,5	6,80	10,9	41,7	.	10,6	6,14	2738	663
Kürbiskerne	0	24,0	46,0	9,40	10,6	23,6	.	14,2	8,80	2345	560

Obst und Obsterzeugnisse

Lebensmittel	Abfall %	Protein g	Fett g	gesättigte g	einfach unges. g	mehrfach unges. g	Cholesterol mg	verwertbare g	Ballaststoffe g	kJ	kcal
Acerola	19	0,21	0,23	.	.	.	.	2,66	.	69	16
Ananas	46	0,46	0,15	0,01	0,02	0,08	.	12,40	0,99	234	55
Ananas in Dosen	0	0,40	0,20	.	.	.	.	15,20	0,90	288	68
Apfelsine, Orange	28	1,00	0,20	+	+	+	.	8,25	1,60	179	42
Avocado	25	1,90	23,50	1,90	15,50	1,80	.	0,40	6,33	909	221
Banane	33	1,15	0,18	0,06	0,02	0,06	.	20,00	1,80	374	88
Baumtomate	27	1,70	0,80	.	.	.	.	10,60	.	239	56
Brotfrucht	20	1,50	0,30	.	.	.	.	25,30	.	467	110
Carissa	13	0,45	1,10	.	.	.	.	16,60	.	330	78
Cashew (Birne, Apfel)	0	1,00	0,70	.	.	.	.	10,50	.	225	53
Chayote	23	0,75	0,10	.	.	.	.	5,65	.	113	27
Cherimoya	35	1,50	0,30	.	.	.	.	13,40	.	264	62
Dattel, getrocknet	13	1,85	0,53	.	.	.	.	65,10	8,70	1174	276
Feige	1	1,30	0,50	0,09	0,10	0,21	.	12,90	2,02	260	61
Feige, getrocknet	1	3,54	1,30	.	.	.	.	55,10	12,90	1059	250
Granatapfel	65	0,70	0,60	.	.	.	.	16,10	2,24	316	74
Grapefruit, Pampelmuse	34	0,60	0,15	.	.	.	.	7,41	1,60	161	38
Guave	11	0,90	0,50	0,14	0,05	0,21	.	5,82	5,20	144	34
Jackfrucht	0	1,10	0,45	.	.	.	.	15,30	4,15	296	70
Japanische Mispel	37	0,55	0,20	.	.	.	.	8,58	2,07	170	40
Kaki	13	0,64	0,30	.	.	.	.	16,00	2,53	297	70

In 100g essbarem Anteil sind enthalten:																	Lebensmittel
Mineralstoffe							Vitamine										
Natrium	Kalium	Calcium	Phosphor	Magnesium	Eisen	Fluorid	A (RÄ)	β-Carotin	E	B_1	B_2	Niacin	B_6	Folsäure	B_{12}	C	
mg	mg	mg	mg	mg	mg	µg	µg	µg	mg	mg	mg	mg	mg	µg	µg	mg	
.	1020	136	500	158	7,3	.	25	150	5,2	0,69	0,20	1,5	.	58	.	7,0	Pistazie (grüne Mandel)
45	458	783	607	347	10,0	.	.	.	.	0,79	0,25	4,5	0,79	.	.	.	Sesam, Samen (trocken)
2,0	725	98	618	420	6,3	.	.	.	.	1,90	0,14	4,1	0,60	.	.	.	Sonnenblumenkerne, Samen, trocken
2,4	544	87	409	129	2,5	680	8,0	48	6,0	0,34	0,12	1,0	0,87	77	.	2,6	Walnuss
18	815	40	830	400	12,5	90	.	230	4,0	0,22	0,32	1,7	0,09	80,0	.	+	Kürbiskerne

Obst und Obsterzeugnisse

2,7	83	12	17	12	0,240	.	28	170	.	0,020	0,073	0,410	0,008	.	.	1700	Acerola
2,1	175	16	9,0	17	0,400	14	10	60	0,100	0,080	0,030	0,220	0,075	4,000	.	19	Ananas
1,4	123	16	5,6	17	0,190	.	3,2	18	.	0,070	0,020	0,20	0,070	6,700	.	7,0	Ananas in Dosen
1,4	165	40	20	12	0,186	5,0	13	52	0,320	0,079	0,042	0,30	0,104	29	.	49	Apfelsine, Orange
4,7	487	12	43	30	0,494	.	12	42	1,300	0,080	0,150	1,100	0,530	30	.	13	Avocado
1,0	370	7,0	23	31,0	0,350	14	8,5	31	0,270	0,044	0,057	0,650	0,363	14	.	12	Banane
.	320	12	32	21	0,700	.	172	720	.	0,080	0,040	1,100	.	.	.	24	Baumtomate
13	422	31	36	.	1,000	.	3,3	20	.	0,100	0,040	1,000	.	.	.	21	Brotfrucht
.	.	14	9,0	.	1,300	.	3,8	23	.	0,040	0,060	0,200	.	.	.	47	Carissa
6,0	250	12	28	10	0,900	.	127	760	.	0,030	.	0,220	.	.	.	252	Cashew (Birne, Apfel)
2,0	108	14	14	.	0,400	.	2,5	15	.	0,030	0,035	0,450	.	.	.	17	Chayote
8,0	250	13	32	.	0,400	.	.	.	.	0,090	0,110	1,100	.	.	.	15	Cherimoya
35	650	63	57	50	1,900	.	25	150	.	0,036	0,073	1,900	0,130	21	.	3,0	Dattel, getrocknet
1,3	248	54	32	20	0,600	20	8,0	48	.	0,046	0,050	0,427	0,110	6,700	.	2,7	Feige
40	850	193	108	70	3,300	.	8,5	51	.	0,120	0,085	1,200	0,120	14	.	2,5	Feige, getrocknet
2,5	238	8,0	17	3,0	0,500	.	6,7	40	.	0,050	0,020	0,300	.	.	.	7,0	Granatapfel
1,1	148	24	16	9,6	0,166	24	1,8	7,7	0,297	0,048	0,024	0,240	0,028	0,011	.	44	Grapefruit, Pampelmuse
4,0	290	17	31	13	0,750	.	119	693	.	0,030	0,040	1,100	.	.	.	273	Guave
2,0	407	27	38	.	0,600	.	8,9	45	.	0,030	0,110	0,600	.	.	.	9,0	Jackfrucht
4,0	263	19	23	10	0,300	.	133	800	.	0,020	0,030	0,200	.	.	.	4,0	Japanische Mispel
4,0	178	8,0	25	8,0	0,370	.	267	1,6	.	0,024	0,030	0,230	.	.	.	16	Kaki

Lebensmittel	Abfall	In 100g essbarem Anteil sind enthalten:									
		Protein	Fett	Fettsäuren			Cho-lesterol	Kohlenhydrate		Energie	
				ge-sättigte	einfach unges.	mehrfach unges.		verwert-bare	Ballast-stoffe		
	%	g	g	g	g	g	mg	g	g	kJ	kcal
Kapstachelbeere, Physalisfrucht	6	2,30	1,10	.	.	.	.	13,30	.	306	72
Karambole, Sternfrucht	15	1,20	0,50	.	.	.	.	3,50	1,90	100	24
Kiwi	13	1,00	0,63	.	.	.	.	9,12	2,12	215	51
Kumquat	2	0,65	0,30	.	.	.	.	14,60	.	270	64
Limone, Limette	23	0,50	2,40	.	.	.	.	1,90	.	130	31
Litchi	37	0,90	0,30	.	.	.	.	16,80	1,60	315	74
Longan	50	1,00	0,75	.	.	.	.	14,80	1,10	296	70
Himbeere	0	1,30	0,30	0,01	0,03	0,19	.	4,81	4,68	143	34
Johannisbeere, rot	2	1,13	0,20	0,04	0,03	0,07	.	4,78	3,50	139	33
Johannisbeere, schwarz	2	1,28	0,22	0,03	0,03	0,10	.	6,11	6,78	168	39
Johannisbeere, weiß	2	0,90	.	.	.	.	.	6,68	.	129	30
Moosbeere	8	0,35	0,70	.	.	.	.	3,93	.	149	35
Preiselbeere, Kronsbeere	6	0,28	0,53	.	.	.	.	6,22	2,89	148	35
Preiselbeeren in Dosen	0	0,54	0,33	.	.	.	.	44,00	.	779	183
Stachelbeere	2	0,80	0,15	0,01	0,02	0,08	.	7,06	2,95	158	37
Weinbeere, Weintraube	4	0,68	0,28	0,07	0,01	0,14	.	15,20	1,50	286	67
Weinbeere, getrocknet (Rosine)	0	2,46	0,55	.	.	.	.	68,00	5,20	1238	291
Eberesche											
Hagebutte	35	3,60	0,60	.	.	.	.	16,20	23,70	399	94
Holunderbeere, schwarz	30	2,53	1,70	0,10	0,10	1,12	.	6,52	.	229	54
Sanddornbeere	40	1,42	7,10	.	.	.	.	3,29	.	368	89
Schlehe	9	0,75	.	.	.	.	.	8,64	.	200	47
Pfirsich	8	0,76	0,11	.	.	.	.	8,89	1,92	176	41
Pfirsich, getrocknet	0	3,00	0,60	.	.	.	.	53,20	12,80	1022	240
Pfirsich in Dosen	0	0,42	0,06	.	.	.	.	15,00	1,10	268	63
Pflaume	6	0,60	0,17	0,02	0,05	0,08	.	10,20	1,58	205	48
Pflaume, getrocknet	15	2,30	0,60	.	.	.	.	47,40	17,80	943	222
Pflaumen in Dosen	0	0,48	0,11	.	.	.	.	17,20	.	305	72
Reineclaude	4	0,79	.	.	.	.	.	12,30	2,25	238	56

In 100g essbarem Anteil sind enthalten:																	Lebensmittel
Mineralstoffe							Vitamine										
Natrium	Kalium	Calcium	Phosphor	Magnesium	Eisen	Fluorid	A (RÄ)	β-Carotin	E	B_1	B_2	Niacin	B_6	Folsäure	B_{12}	C	
mg	mg	mg	mg	mg	mg	µg	µg	µg	mg	mg	mg	mg	mg	µg	µg	mg	
.	.	12	39	.	1,300	.	150	900	.	0,060	0,040	2,00	.	.	.	28	Kapstachelbeere, Physalisfrucht
2,00	184	6,0	16	.	0,900	.	68	38	.	0,050	0,030	0,40	.	.	.	34	Karambole, Sternfrucht
2,80	314	38	31	24	0,800	.	7,5	43	.	0,017	0,050	0,41	.	.	.	46	Kiwi
111	198	16	44	.	0,600	.	29	.	.	0,085	0,080	0,50	.	.	.	38	Kumquat
2,00	82	13	11	.	0,200	.	1,7	10	.	0,028	0,020	0,17	.	.	.	44	Limone, Limette
2,50	185	9,3	33	.	0,350	.	.	.	.	0,050	0,050	0,53	.	.	.	39	Litchi
.	.	17	39	.	0,800	.	.	.	.	0,030	0,140	0,30	.	.	.	56	Longan
1,30	200	40	44	30	1,000	.	3,8	16	0,912	0,023	0,050	0,30	0,075	30	.	25	Himbeere
1,60	257	29	27	13	0,910	23	4,2	25	0,715	0,040	0,030	0,23	0,045	11	.	36	Johannisbeere, rot
1,70	303	46	40	17	1,300	29	14	8,1	1,900	0,051	0,044	0,28	0,080	8,8	.	177	Johannisbeere, schwarz
1,90	268	30	23	8,8	0,970	.	.	.	.	0,080	0,020	0,20	.	.	.	35	Johannisbeere, weiß
1,80	90	14	9,9	7,2	0,860	.	3,7	22	.	0,030	0,020	0,10	.	.	.	11	Moosbeere
1,50	81	14	9,7	5,5	0,500	.	3,7	22	992	0,014	0,024	.	.	2,6	.	12	Preiselbeere, Kronsbeere
16	69	11	10	6,9	2,700	.	.	.	.	.	.	.	.	.	.	.	Preiselbeeren in Dosen
1,90	201	29	30	15	0,630	11	18	110	0,621	0,016	0,018	0,25	0,015	19	.	35	Stachelbeere
2,00	197	12	19	7,6	0,414	13	5,5	33	0,666	0,046	0,025	0,23	0,073	43	.	4,2	Weinbeere, Weintraube
21	782	80	110	41	2,300	62	5,0	36	.	0,120	0,055	0,50	0,110	4,0	.	1,0	Weinbeere, getrocknet (Rosine)
																	Eberesche
24	291	257	258	104	0,520	0,06	800	4800	4,200	0,058	0,067	0,48	0,048	.	.	1250	Hagebutte
0,50	305	35	57	.	.	.	60	360	.	0,065	0,078	1,50	0,250	17	.	18	Holunderbeere, schwarz
3,50	133	42	8,6	30	0,440	.	250	1500	3,200	0,034	0,210	0,26	0,110	10	.	450	Sanddornbeere
.	.	.	.	.	.	.	.	.	.	.	.	.	.	.	.	.	Schlehe
1,30	194	6,3	21	9,0	0,324	12	16	81	0,965	0,027	0,051	0,85	26	2,7	.	9,5	Pfirsich
9,00	1340	44	126	54	6,900	.	83	500	.	0,010	0,140	3,30	0,150	.	.	17	Pfirsich, getrocknet
3,60	103	3,2	9,6	5,1	0,418	7,50	29	130	.	0,010	0,022	0,58	0,018	5,0	.	4,0	Pfirsich in Dosen
1,70	177	8,3	17	7,9	0,256	2,10	65	366	0,862	0,072	0,043	0,44	0,045	2,0	.	5,4	Pflaume
8,00	824	41	73	27	2,300	.	23	140	.	0,150	0,120	1,70	0,150	4,0	.	4,0	Pflaume, getrocknet
12	118	10	14	.	1,100	21	11	67	.	0,028	0,027	0,39	.	.	.	1,5	Pflaumen in Dosen
0,75	243	13	25	9,6	1,100	.	30	180	.	.	.	.	.	.	.	5,8	Reineclaude

In 100g essbarem Anteil sind enthalten:

Lebensmittel	Abfall %	Protein g	Fett g	Fettsäuren: gesättigte g	Fettsäuren: einfach unges. g	Fettsäuren: mehrfach unges. g	Cholesterol mg	Kohlenhydrate: verwertbare g	Kohlenhydrate: Ballaststoffe g	Energie kJ	Energie kcal
Brombeere	0	1,20	1,00	.	.	.	.	6,24	3,16	186	44
Erdbeere	3	0,82	0,40	0,03	0,06	0,23	.	5,51	1,63	136	32
Erdbeeren in Dosen	0	0,57	0,17	.	.	.	.	16,00	.	296	70
Heidelbeere, Blaubeere	3	0,60	0,60	.	.	.	.	6,05	4,90	153	36
Heidelbeeren in Dosen	0	0,88	0,60	.	.	.	.	16,40	.	320	76
Mandarine	35	0,70	0,30	.	.	.	.	10,10	1,70	195	46
Mango	31	0,60	0,45	0,10	0,18	0,07	.	12,50	1,70	243	57
Okra, Eibisch	15	2,10	0,20	.	.	.	.	2,20	4,90	81	19
Olive, grün, mariniert	20	1,38	13,90	.	.	.	.	1,76	2,36	568	138
Kaktusfeige, Opuntie	45	1,00	0,40	.	.	.	.	7,10	5,00	154	36
Papaya	28	0,52	0,09	.	.	.	.	7,10	1,90	134	32
Passionfrucht	39	2,40	0,40	.	.	.	.	9,54	1,45	268	63
Rambutan	56	1,00	0,10	.	.	.	.	15,00	1,50	276	65
Tamarinde	0	2,30	0,20	.	.	.	.	56,70	.	1010	238
Wassermelone	56	0,60	0,20	.	.	.	.	8,29	0,22	159	37
Zitrone	36	0,70	0,60	0,13	0,04	0,30	.	3,16	.	151	35
Zuckermelone	20	0,90	0,10	.	.	.	.	12,40	0,73	231	54
Apfel	8	0,34	0,58	0,21	0,02	0,24	.	11,40	2,02	228	54
Apfel, getrocknet	0	1,37	1,63	.	.	.	.	55,40	11,20	1054	248
Apfelmus	0	0,22	0,10	.	.	.	.	19,20	.	334	79
Birne	7	0,47	0,29	.	.	.	.	12,40	3,27	233	55
Birnen in Dosen	0	0,27	0,10	.	.	.	.	16,10	.	284	67
Quitte	16	0,42	0,50	0,04	0,15	0,20	.	7,32	5,92	162	38
Aprikose	9	0,90	0,13	.	.	.	.	8,54	1,54	183	43
Aprikose, getrocknet	0	5,00	0,50	.	.	.	.	47,90	17,70	1019	246
Aprikose in Dosen	0	0,50	0,10	.	.	.	.	15,10	.	278	65
Kirsche, sauer	11	0,90	0,50	0,11	0,13	0,15	.	9,88	1,04	225	53
Kirsche, süß	12	0,90	0,31	0,07	0,08	0,09	.	13,30	1,31	265	62
Kirsche, süß in Dosen	7	0,67	0,18	.	.	.	.	12,50	.	236	56

In 100g essbarem Anteil sind enthalten:																	
Mineralstoffe							Vitamine										**Lebensmittel**
Natrium	Kalium	Calcium	Phosphor	Magnesium	Eisen	Fluorid	A (RÄ)	β-Carotin	E	B_1	B_2	Niacin	B_6	Folsäure	B_{12}	C	
mg	mg	mg	mg	mg	mg	µg	µg	µg	mg	mg	mg	mg	mg	µg	µg	mg	
2,400	190	44	30	30	0,900	.	45	270	0,720	0,030	0,040	0,40	0,050	.	.	17	Brombeere
1,400	161	21	26	13	0,642	16	3,000	16	0,120	0,031	0,054	0,51	0,060	43	.	63	Erdbeere
8,400	96	7,0	25	22	1,900	.	.	+	.	0,010	0,030	0,30	0,030	12	.	30	Erdbeeren in Dosen
1,000	78	10	13	2,4	0,740	2,0	5,700	34	2,100	0,020	0,020	0,40	0,060	10	.	22	Heidelbeere, Blaubeere
3,800	59	12	16	3,2	2,600	.	.	+	.	0,010	0,020	0,39	0,020	15	.	.	Heidelbeeren in Dosen
1,100	150	33	20	11	0,300	10	142	105	0,320	0,060	0,030	0,20	0,023	7,0	.	30	Mandarine
5,000	170	12	13	18	0,400	.	201	1200	1,000	0,045	0,050	0,70	.	36	.	37	Mango
3,900	199	69	75	38	0,653	.	68	394	.	0,070	0,080	0,80	.	.	.	36	Okra, Eibisch
2100	43	96	17	19	1,800	.	48	280	.	0,030	0,080	0,50	0,023	.	.	.	Olive, grün, mariniert
.	90	28	27	.	0,300	.	9,200	49	.	0,018	0,030	0,38	.	.	.	23	Kaktusfeige, Opuntie
2,200	191	21	16	41	0,420	.	161	165	.	0,030	0,039	0,30	.	.	.	80	Papaya
.	267	17	57	.	1,300	.	109	596	.	0,020	0,100	2,10	.	.	.	24	Passionfrucht
1,000	64	20	15	.	1,900	.	.	.	.	0,010	0,060	0,40	.	.	.	53	Rambutan
3,000	570	81	86	.	1,300	.	1,700	10	.	0,300	0,080	1,10	.	.	.	3,0	Tamarinde
0,967	114	7,3	9,2	8,9	0,225	11	87	245	.	0,045	0,050	0,15	0,070	5,0	.	6,0	Wassermelone
1,900	170	11	16	28	0,450	10	0,567	3,4	.	0,051	0,020	0,17	0,060	6,3	.	51	Zitrone
17	310	13	24	13	0,200	.	784	4700	0,140	0,060	0,020	0,60	.	30	.	32	Zuckermelone
1,200	122	5,8	11	5,7	0,248	9,1	5,700	29	0,490	0,035	0,032	0,30	0,100	7,5	.	12	Apfel
10	622	30	50	.	1,200	.	.	.	.	0,100	0,100	0,80	.	.	.	12	Apfel, getrocknet
2,700	114	4,4	7,2	9,8	0,300	4,4	6,000	36	.	0,010	0,020	0,12	0,060	4,0	.	2,0	Apfelmus
2,100	116	10	12	7,1	0,164	9,9	2,600	16	0,430	0,033	0,038	0,22	0,015	14	.	4,6	Birne
6,100	65	7,0	8,0	4,0	0,400	2,9	1,700	10	.	0,010	0,020	0,13	0,100	5,9	.	2,0	Birnen in Dosen
2,000	183	10	.	8,2	0,600	6,0	5,500	33	.	0,030	0,030	0,20	.	.	.	13	Quitte
2,000	279	16	21	9,2	0,650	9,6	280	1600	0,500	0,040	0,053	0,77	0,070	3,6	.	9,4	Aprikose
11	1370	82	114	50	4,400	50	5800	3500	.	0,007	0,110	3,20	0,170	5,1	.	11	Aprikose, getrocknet
10	171	11	15	9,6	0,700	.	131	772	.	0,020	0,020	0,50	0,050	.	.	4,0	Aprikose in Dosen
2,000	114	8,0	19	8,0	0,600	.	40	240	0,130	0,050	0,060	0,40	.	75	.	12	Kirsche, sauer
2,700	234	17	23	13	0,350	18	5,800	35	0,130	0,030	0,040	0,27	0,050	52	.	15	Kirsche, süß
1,800	135	12	14	21	0,500	.	.	.	.	0,030	0,020	0,18	0,010	11	.	5,0	Kirsche, süß in Dosen

Lebensmittel	Abfall	In 100g essbarem Anteil sind enthalten:									
		Protein	Fett	Fettsäuren			Cho-lesterol	Kohlenhydrate		Energie	
				ge-sättigte	einfach unges.	mehrfach unges.		verwert-bare	Ballast-stoffe		
	%	g	g	g	g	g	mg	g	g	kJ	kcal
Mirabelle	6	0,73	0,20	.	.	.	.	14,00	.	269	63
Obstsäfte											
Ananassaft in Dosen	0	0,40	0,10	.	.	.	.	9,71	.	184	43
Apfelsaft, Handelsware	0	0,07	11,10	.	.	.	.	11,10	.	203	48
Apfelsinensaft, frisch gepresst	0	0,68	0,17	.	.	.	.	8,80	0,45	184	43
Apfelsinensaft, Handelsware	0	0,67	0,15	.	.	.	.	8,69	0,41	178	42
Grapefruitsaft, frisch gepresst	0	0,55	0,10	.	.	.	.	7,20	.	154	36
Grapefruitsaft, Handelsware	0	0,53	0,10	.	.	.	.	10,10	.	201	47
Himbeersirup	0	+	.	.	.	.	.	65,80	.	1119	263
Holunderbeersaft	0	2,02	.	.	.	.	.	6,79	.	163	38
Johannisbeernektar, rot, Handelsware	0	0,40	+	.	.	.	.	12,40	.	232	55
Johannisbeernektar, schwarz	0	0,43	+	.	.	.	.	12,50	.	238	56
Kokosnussmilch	0	0,25	0,40	.	.	.	.	1,36	.	42	10
Mandarinensaft, frisch gepresst	0	0,90	0,30	.	.	.	.	9,59	.	196	46
Passionsfruchtsaft, frisch	0	0,80	0,40	.	.	.	.	10,00	.	244	57
Sanddornbeerensaft	0	0,94	2,33	.	.	.	.	1,20	.	169	40
Sauerkirschsaft	0	0,30	.	.	.	.	.	11,80	.	233	55
Traubensaft, Handelsware	0	0,21	.	.	.	.	.	16,60	.	296	70
Zitronensaft, frisch gepresst	0	0,40	0,10	.	.	.	.	2,43	.	114	26
Gelee/Konfitüre											
Apfelgelee	0	.	.	.	.	.	.	64,20	.	1100	259
Apfelsinenkonfitüre, Orangen-	0	0,35	.	.	.	.	.	63,60	.	1098	258
Aprikosenkonfitüre	0	0,33	0,13	.	.	.	.	60,60	0,60	1056	248
Brombeerkonfitüre	0	0,51	0,35	.	.	.	.	63,10	1,20	1100	259
Erdbeerkonfitüre	0	0,33	0,20	.	.	.	.	62,60	0,80	1088	256
Hagebuttenmarmelade	0	0,47	.	.	.	.	.	62,30	.	1073	252
Heidelbeerkonfitüre	0	0,27	.	.	.	.	.	63,60	.	1093	257
Himbeergelee	0	.	.	.	.	.	.	60,80	.	1043	243
Himbeerkonfitüre	0	0,45	0,30	.	.	.	.	60,90	1,20	1067	251

In 100g essbarem Anteil sind enthalten:																	
Mineralstoffe							Vitamine										**Lebensmittel**
Natrium	Kalium	Calcium	Phosphor	Magnesium	Eisen	Fluorid	A (RÄ)	β-Carotin	E	B_1	B_2	Niacin	B_6	Folsäure	B_{12}	C	
mg	mg	mg	mg	mg	mg	µg	µg	µg	mg	mg	mg	mg	mg	µg	µg	mg	
0,40	230	12	33	15	0,5	.	38	200	.	0,060	0,040	0,60	.	.	.	7,2	Mirabelle
																	Obstsäfte
4,60	116	15	4,5	13	0,293	.	.	.	.	0,050	0,020	0,20	0,100	2,0	.	11	Ananassaft in Dosen
2,20	116	6,9	7,0	4,2	0,260	10	7,5	45	.	0,020	0,025	0,30	0,096	3,1	.	1,4	Apfelsaft, Handelsware
1,00	143	11	15	12	0,200	0,9	.	.	.	0,072	0,016	0,29	+	41	.	49	Apfelsinensaft, frisch gepresst
1,40	142	15	16	12	0,270	.	1,3	2,8	0,16	0,060	0,010	0,25	0,127	20	.	43	Apfelsinensaft, Handelsware
1,20	142	9,6	14	9,0	0,220	15	1,0	6,0	.	0,040	0,020	0,20	0,014	1,0	.	43	Grapefruitsaft, frisch gepresst
1,30	149	9,3	13	8,0	0,570	.	1,0	6,0	.	0,033	0,018	0,21	0,013	8,8	.	36	Grapefruitsaft, Handelsware
1,60	90	16	15	7,0	2,000	.	.	.	.	0,060	0,003	0,16	0,032	.	.	16	Himbeersirup
0,50	288	5,0	49	.	.	.	.	.	.	0,030	0,060	0,43	0,090	6,0	.	26	Holunderbeersaft
+	110	7,0	7,1	.	0,340	.	4,0	24	.	0,002	0,002	.	+	+	.	6,0	Johannisbeernektar, rot, Handelware
5,00	98	15	10	.	0,300	.	4,0	24	.	0,005	0,002	0,03	+	+	.	30	Johannisbeernektar, schwarz
47	282	27	33	30	0,100	.	.	.	.	+	+	0,10	0,030	.	.	2,0	Kokosnußmilch
.	.	19	16	.	0,200	.	21	.	.	0,070	0,030	0,20	.	.	.	32	Mandarinensaft, frisch gepresst
0,80	215	8,6	20	.	0,300	.	45	270	.	0,020	0,110	2,00	.	.	.	30	Passionsfruchtsaft, frisch
6,00	209	9,0	.	.	.	.	.	.	.	.	.	.	.	.	.	266	Sanddornbeerensaft
1,00	201	15	17	13	.	.	.	.	.	.	.	.	.	.	.	.	Sauerkirschsaft
2,60	148	13	12	8,8	0,430	10	.	.	.	0,031	0,016	0,18	0,022	.	.	1,7	Traubensaft, Handelware
1,00	138	11	11	10	0,140	.	.	.	.	0,040	0,010	0,10	0,052	0,9	.	53	Zitronensaft, frisch gepresst
																	Gelee/Konfitüre
15	49	10	3,3	.	.	.	.	.	.	.	.	.	.	.	.	.	Apfelgelee
11	52	32	4,5	.	.	.	3,2	16	.	.	.	.	.	.	.	4,0	Apfelsinenkonfitüre, Orangen-
5,00	75	8,0	11	.	.	.	.	.	.	0,010	0,013	.	.	.	.	1,1	Aprikosenkonfitüre
6,00	42	.	14	.	.	.	.	.	.	0,007	0,015	.	.	.	.	0,4	Brombeerkonfitüre
5,00	59	9,5	10	.	.	.	.	.	.	0,010	0,014	0,30	.	.	.	5,8	Erdbeerkonfitüre
5,00	165	71	.	.	.	.	.	.	.	.	.	.	.	.	.	51	Hagebuttemarmelade
.	64	.	14	.	.	.	.	.	.	.	.	.	.	.	.	.	Heidelbeerkonfitüre
.	72	.	4,8	.	.	.	.	.	.	.	.	.	.	.	.	.	Himbeergelee
7,00	56	.	16	.	.	.	.	.	.	0,009	0,015	.	.	.	.	2,7	Himbeerkonfitüre

Lebensmittel	Abfall	In 100g essbarem Anteil sind enthalten:									
		Protein	**Fett**	**Fettsäuren**			Cho-lesterol	**Kohlenhydrate**		**Energie**	
				ge-sättigte	einfach unges.	mehrfach unges.		verwert-bare	Ballast-stoffe		
	%	g	g	g	g	g	mg	g	g	kJ	kcal
Johannisbeergelee, rot	0	.	.	.	.	.	.	60,6	.	1050	247
Johannisbeerkonfitüre, rot	0	0,47	0,21	.	.	.	.	62,2	2,10	1091	257
Kirschkonfitüre	0	0,48	0,10	.	.	.	.	60,8	0,50	1061	250
Pflaumenkonfitüre, Zwetschgen-	0	0,32	.	.	.	.	.	59,6	.	1024	241
Pflaumenmus	0	0,94	0,22	.	.	.	.	48,0	2,46	860	202
Quittengelee	0	.	.	.	.	.	.	62,2	.	1064	250
Quittenkonfitüre	0	0,19	.	.	.	.	.	58,3	.	1001	236

Fertiggerichte

Canneloni	0	11,0	8,0	4,0	3,0	1,0	450	13,0	1,0	715	171
Cordon bleu	0	25,0	10,0	4,0	4,0	2,0	120	3,0	+	855	204
Eiersalat	0	8,0	7,0	3,0	3,0	1,0	210	2,0	1,0	440	105
Fleischsalat	0	19,0	5,0	1,0	2,0	1,0	45	1,0	+	510	122
Geflügelsalat mit Sahne	0	18,0	18,0	4,0	5,0	8,0	90	4,0	1,0	1050	250
Gulasch, ungarisch	0	7,0	6,0	3,0	2,0	1,0	30	1,0	1,0	385	92
Hühnerfrikassee	0	10,0	10,0	3,0	4,0	2,0	55	1,0	+	545	130
Käsespätzle	0	12,0	17,0	9,0	5,0	1,0	135	24,0	2,0	1235	295
Kartoffelsalat mit Mayonnaise	0	2,0	5,0	2,0	2,0	1,0	4	13,0	2,0	430	103
Kohlroulade mit Hackfleischfüllung	0	6,0	5,0	2,0	2,0	+	15	4,0	2,0	365	87
Nudelsalat mit Mayonnaise	0	6,0	17,0	2,0	4,0	10,0	45	7,0	2,0	855	204
Paprikaschote mit Hackfleischfüllung	0	8,0	4,0	2,0	2,0	1,0	15	19,0	2,0	620	148
Ragout fin	0	8,0	5,0	2,0	2,0	1,0	35	2,0	+	355	85
Ravioli mit Tomatensauce	0	11,0	8,0	4,0	3,0	1,0	450	13,0	1,0	715	171
Rinderroulade	0	11,0	8,0	3,0	4,0	1,0	40	3,0	+	530	127
Spätzle	0	7,0	5,0	2,0	2,0	1,0	160	14,0	1,0	555	133
Spaghetti Bolognese	0	7,0	9,0	4,0	4,0	1,0	35	5,0	1,0	540	129
Waldorfsalat mit Mayonnaise	0	2,0	7,0	3,0	3,0	1,0	20	7,0	3,0	415	99
Weißkohlsalat mit Öl	0	1,0	4,0	+	1,0	3,0	.	4,0	3,0	245	59

In 100g essbarem Anteil sind enthalten:																	
Mineralstoffe							Vitamine										**Lebensmittel**
Natrium	Kalium	Calcium	Phosphor	Magnesium	Eisen	Fluorid	A (RÄ)	β-Carotin	E	B_1	B_2	Niacin	B_6	Folsäure	B_{12}	C	
mg	mg	mg	mg	mg	mg	µg	µg	µg	mg	mg	mg	mg	mg	µg	µg	mg	
4,0	80	6,0	.	.	.	.	.	.	.	.	.	.	.	.	.	.	Johannisbeergelee, rot
14	83	.	.	.	.	.	.	.	.	0,009	0,008	.	.	.	.	16	Johannisbeerkonfitüre, rot
11	90	9,0	9,0	.	.	.	.	.	.	0,012	0,014	.	.	.	.	1,2	Kirschkonfitüre
.	.	.	8,6	.	.	.	.	.	.	.	.	.	.	.	.	.	Pflaumenkonfitüre, Zwetschgen-
13	137	.	.	.	.	.	.	.	.	0,016	0,033	.	.	.	.	.	Pflaumenmus
.	.	.	.	.	.	.	.	.	.	.	.	.	.	.	.	.	Quittengelee
.	.	.	8,5	.	.	.	.	.	.	.	.	.	.	.	.	.	Quittenkonfitüre

Fertiggerichte

390	190	80	165	20	2,0	65	195	854	0,9	0,06	0,16	1,6	0,12	16,0	5,0	7,0	Canneloni
280	210	105	225	25	1,9	85	90	45	1,4	0,66	0,25	3,7	0,32	18,0	1,0	5,0	Cordon bleu
255	220	50	160	13	1,5	70	165	45	1,2	0,07	0,26	1,5	0,08	37,0	1,0	3,0	Eiersalat
90	210	15	130	20	2,2	65	40	140	1,8	0,11	0,21	3,6	0,09	7,0	3,0	5,0	Fleischsalat
55	250	25	160	30	0,9	110	55	20	2,8	0,10	0,16	3,9	0,45	18,0	+	2,0	Geflügelsalat mit Sahne
20	150	12	85	10	1,0	40	3	12	0,2	0,03	0,07	1,5	0,08	5,0	1,0	2,0	Gulasch, ungarisch
55	175	17	100	18	0,8	30	40	90	0,4	0,02	0,09	2,3	0,12	5,0	·	1,0	Hühnerfrikassee
430	100	260	230	20	1,1	95	195	65	0,9	0,05	0,15	0,3	0,10	22,0	1,0	+	Käsespätzle
220	305	12	45	18	0,5	12	20	50	0,5	0,08	0,04	0,8	0,20	27,0	+	12,0	Kartoffelsalat mit Mayonnaise
20	155	30	65	17	0,7	25	10	45	1,3	0,08	0,07	1,3	0,10	27,0	1,0	14,0	Kohlroulade mit Hackfleischfüllung
315	120	25	75	18	1,1	30	345	1600	9,9	0,11	0,07	0,9	0,07	6,0	+	2,0	Nudelsalat mit Mayonnaise
195	185	13	85	20	1,2	40	60	165	1,1	0,14	0,09	1,8	0,20	10,0	1,0	35,0	Paprikaschote mit Hackfleischfüllung
45	165	20	100	13	0,8	20	35	70	0,7	0,03	0,15	2,3	0,12	7,0	+	2,0	Ragout fin
390	190	80	165	20	2,0	65	195	855	0,9	0,06	0,16	1,6	0,12	16,0	2,0	7,0	Ravioli mit Tomatensauce
60	205	8	100	14	1,2	40	15	22	0,3	0,12	0,13	3,8	0,11	3,0	3,0	1,0	Rinderroulade
325	80	30	100	10	1,1	55	110	5	1,3	0,04	0,09	0,2	0,07	22,0	1,0	·	Spätzle
160	190	45	85	16	0,6	25	260	285	0,7	0,04	0,11	1,9	0,13	285,0	+	3,0	Spaghetti Bolognese
120	170	45	55	12	0,7	13	30	75	1,3	0,04	0,07	0,5	0,08	9,0	+	8,0	Waldorfsalat mit Mayonnaise
315	185	45	30	20	0,5	17	10	60	3,8	0,04	0,03	0,3	0,11	65,0	·	35,0	Weißkohlsalat mit Öl

Lebensmittel	Abfall	In 100g essbarem Anteil sind enthalten:									
		Protein	Fett	Fettsäuren			Cho-lesterol	Kohlenhydrate		Energie	
				ge-sättigte	einfach unges.	mehrfach unges.		verwert-bare	Ballast-stoffe		
	%	g	g	g	g	g	mg	g	g	kJ	kcal
Wurst-Käsesalat	0	10,0	35,0	14,0	15,0	4,0	45	1,0	+	1480	354

Tiefgefrorene Fertiggerichte

Lebensmittel	Abfall %	Protein g	Fett g	gesättigte g	einfach unges. g	mehrfach unges. g	Cholesterol mg	verwertbare g	Ballaststoffe g	kJ	kcal
Apfelstrudel	0	2,0	3,0	1,0	1,0	1,0	3	25,0	2,0	575	137
Baguette Champignon	0	6,0	14,0	·	·	·	·	22,0	·	1010	240
Baguette Pizza	0	9,0	16,0	·	·	·	·	23,0	·	1150	272
Baguette Zwiebel	0	8,0	16,0	·	·	·	·	22,0	·	1135	268
Bami Goreng	0	6,0	8,0	·	·	·	·	18,0	·	690	165
Fischsuppe	0	10,0	4,0	1,0	2,0	1,0	75	3,0	1,0	380	91
Frühlingsrolle	0	9,0	8,0	2,0	2,0	4,0	20	18,0	2,0	785	188
Gemüsepfanne	0	3,0	4,0	·	·	·	·	8,0	·	335	80
Gemüse überbacken mit Käsesauce	0	4,0	7,0	5,0	2,0	+	60	6,0	1,0	450	108
Germknödel	0	5,0	18,0	9,0	3,0	5,0	40	29,0	4,0	1250	299
Hefeklöße	0	9,0	9,0	5,0	3,0	1,0	80	42,0	2,0	1215	290
Kartoffelauflauf	0	4,0	11,0	6,0	4,0	1,0	130	10,0	1,0	650	155
Lasagne	0	6,0	5,0	1,0	2,0	1,0	95	16,0	1,0	550	131
Maultaschen	0	7,0	11,0	5,0	4,0	1,0	110	14,0	1,0	780	186
Nasi Goreng	0	12,0	11,0	8,0	2,0	1,0	35	10,0	1,0	775	185
Nudelauflauf mit Käse überbacken	0	9,0	13,0	8,0	3,0	1,0	85	10,0	1,0	795	190
Paella	0	11,0	9,0	3,0	5,0	1,0	50	5,0	1,0	615	147
Pizza i. D.	0	9,0	12,0	5,0	4,0	2,0	20	18,0	1,0	905	216
Pizza Champignon	0	10,0	6,0	·	·	·	·	19,0	·	720	172
Pizza Margherita	0	10,0	6,0	·	·	·	·	19,0	·	720	172
Pizza Schinken	0	10,0	13,0	·	·	·	·	26,0	·	1095	262
Pizza Tomaten, Käse, Anchovis	0	9,0	15,0	4,0	4,0	6,0	30	13,0	1,0	925	221
Pizza Tomaten, Käse, Salami	0	8,0	14,0	4,0	8,0	1,0	10	27,0	2,0	1110	265
Pizza Tomaten, Käse, Wurst	0	9,0	12,0	5,0	5,0	2,0	20	18,0	1,0	905	216
Pizza Vollkorn	0	4,0	4,0	2,0	2,0	+	5	10,0	2,0	395	94

In 100g essbarem Anteil sind enthalten:																	Lebensmittel
Mineralstoffe							Vitamine										
Natrium	Kalium	Calcium	Phosphor	Magnesium	Eisen	Fluorid	A (RÄ)	β-Carotin	E	B_1	B_2	Niacin	B_6	Folsäure	B_{12}	C	
mg	mg	mg	mg	mg	mg	µg	µg	µg	mg	mg	mg	mg	mg	µg	µg	mg	
1040	90	300	210	20	0,5	55	110	175	1,2	0,07	0,14	0,6	0,04	9,0	1,0	30,0	Wurst-Käsesalat
																	Tiefgefrorene Fertiggerichte
440	150	15	30	11	0,7	16	15	40	1,2	0,04	0,04	0,3	0,06	8,0	.	2,0	Apfelstrudel
.	.	.	.	.	.	.	.	.	.	.	.	.	.	.	.	.	Baguette Champignon
.	.	.	.	.	.	.	.	.	.	.	.	.	.	.	.	.	Baguette Pizza
.	.	.	.	.	.	.	.	.	.	.	.	.	.	.	.	.	Baguette Zwiebel
.	.	.	.	.	.	.	.	.	.	.	.	.	.	.	.	.	Bami Goreng
170	250	70	135	35	2,2	115	125	670	2,2	0,11	0,09	1,1	0,30	25,0	2,0	15,0	Fischsuppe
480	195	15	85	15	1,2	50	2	5	3,6	0,15	0,09	1,5	0,14	20,0	+	1,0	Frühlingsrolle
.	.	.	.	.	.	.	.	.	.	.	.	.	.	.	.	.	Gemüsepfanne
195	170	65	80	15	0,7	35	105	315	0,7	0,05	0,09	0,4	0,07	23,0	+	10,0	Gemüse überbacken mit Käsesauce
15	200	255	185	60	2,2	25	70	40	1,0	0,16	0,13	0,8	0,11	75,0	.	+	Germknödel
305	195	50	150	25	2,1	55	90	33	0,6	0,15	0,28	2,0	0,19	185,0	0,1	+	Hefeklöße
275	260	25	90	17	0,9	30	125	45	0,6	0,08	0,12	0,6	0,17	23,0	+	8,0	Kartoffelauflauf
515	115	35	75	15	1,3	50	165	575	1,0	0,04	0,08	0,2	0,08	20,0	1,0	4,0	Lasagne
715	150	45	95	20	1,5	65	180	600	0,9	0,12	0,11	0,6	0,12	12,0	1,0	5,0	Maultaschen
250	160	10	95	20	0,8	35	15	60	0,4	0,13	0,09	2,1	0,17	7,0	+	1,0	Nasi Goreng
320	110	185	170	15	0,6	40	130	75	0,8	0,04	0,19	0,2	0,05	17,0	+	+	Nudelauflauf mit Käse überbacken
160	190	15	105	20	1,4	40	85	135	0,6	0,11	0,12	2,2	0,16	95,0	1,0	4,0	Paella
425	190	150	155	20	0,8	45	95	205	1,3	0,14	0,15	0,9	0,15	50,0	1,0	8,0	Pizza i. D.
.	.	.	.	.	.	.	.	.	.	.	.	.	.	.	.	.	Pizza Champignon
.	.	.	.	.	.	.	.	.	.	.	.	.	.	.	.	.	Pizza Margherita
.	.	.	.	.	.	.	.	.	.	.	.	.	.	.	.	.	Pizza Schinken
640	195	190	175	25	0,9	100	85	220	5,5	0,06	0,13	1,1	0,12	55,0	1,0	8,0	Pizza Tomaten, Käse, Anchovis
365	165	75	115	20	1,3	40	65	110	1,4	0,12	0,18	1,4	0,15	100,0	+	3,0	Pizza Tomaten, Käse, Salami
425	190	150	155	20	0,8	45	95	205	1,3	0,14	0,15	0,9	0,15	50,0	1,0	8,0	Pizza Tomaten, Käse, Wurst
50	235	75	105	30	0,8	40	85	380	1,0	0,11	0,08	1,1	0,14	35,0	+	18,0	Pizza Vollkorn

Lebensmittel	Abfall	In 100g essbarem Anteil sind enthalten:									
		Protein	Fett	Fettsäuren			Cho-lesterol	Kohlenhydrate		Energie	
				ge-sättigte	einfach unges.	mehrfach unges.		verwert-bare	Ballast-stoffe		
	%	g	g	g	g	g	mg	g	g	kJ	kcal
Rahmspinat	0	3,0	7,0	4,0	2,0	+	20	1,0	2,0	320	77
Schlemmer-Filet à la Bordelaise	0	14,0	8,0	.	.	.	.	4,0	.	580	138

Suppen und Eintopfgerichte

Lebensmittel	Abfall %	Protein g	Fett g	gesättigte g	einfach unges. g	mehrfach unges. g	Cholesterol mg	verwertbare g	Ballaststoffe g	kJ	kcal
Bohneneintopf, weiß	0	11,0	20,0	8,0	8,0	2,0	40	6,0	2,0	1015	243
Champignoncremesuppe	0	1,0	2,0	+	+	1,0	.	3,0	2,0	120	29
Eintopf aus Kartoffeln mit Fleisch	0	9,0	4,0	2,0	2,0	+	40	15,0	1,0	560	133
Eintopf mit Gemüse ohne Fleisch	0	8,0	12,0	4,0	6,0	1,0	9	15,0	6,0	830	198
Erbsensuppe mit Speck	0	2,0	4,0	2,0	2,0	+	7	4,0	1,0	260	62
Gebundene Suppe mit Hülsenfrüchten	0	19,0	11,0	.	.	.	.	52,0	.	1650	395
Gemüsebrühe	0	+	2,0	+	+	1,0	.	+	+	75	18
Gemüsesuppe, klar	0	2,0	1,0	1,0	+	+	2	2,0	2,0	125	30
Gulaschsuppe	0	4,0	4,0	1,0	2,0	1,0	12	1,0	1,0	235	56
Hühnersuppe mit Fleisch	0	3,0	3,0	1,0	1,0	+	14	2,0	+	175	42
Linsentopf mit Speck und Kartoffeln	0	2,0	10,0	4,0	4,0	1,0	7	6,0	1,0	490	117
Mexikanischer Bohnentopf	0	6,0	1,0	.	.	.	.	12,0	.	325	77
Nudel-Eintopf mit Fleischklößen	0	3,0	1,0	.	.	.	.	10,0	.	265	63
Ochsenschwanzsuppe	0	4,0	8,0	4,0	3,0	+	25	2,0	+	370	88
Pichelsteiner Eintopf	0	5,0	2,0	1,0	1,0	+	11	6,0	2,0	255	61
Reistopf mit Huhn	0	9,0	7,0	2,0	3,0	1,0	40	5,0	2,0	480	115
Suppe klar mit Einlage	0	4,0	4,0	1,0	2,0	1,0	+	1,0	1,0	235	56
Suppe mit Getreide gebunden	0	1,0	1,0	+	+	+	2	3,0	+	90	22
Tomatencremesuppe	0	1,0	1,0	1,0	+	+	4	2,0	+	90	22

Saucen und Würzmittel

Lebensmittel	Abfall %	Protein g	Fett g	gesättigte g	einfach unges. g	mehrfach unges. g	Cholesterol mg	verwertbare g	Ballaststoffe g	kJ	kcal
Saucen											
Helle Sauce (Trockenprodukt)	0	8,0	24,0	.	.	.	.	56,0	.	1880	440
Helle Sauce (verzehrfertig)1)	0	+	5,0	4,0	+	+	.	2,0	+	215	51

In 100g essbarem Anteil sind enthalten:

Mineralstoffe							Vitamine										
Natrium	Kalium	Calcium	Phosphor	Magnesium	Eisen	Fluorid	A (RÄ)	β-Carotin	E	B_1	B_2	Niacin	B_6	Folsäure	B_{12}	C	**Lebensmittel**
mg	mg	mg	mg	mg	mg	µg	µg	µg	mg	mg	mg	mg	mg	µg	µg	mg	
145	540	115	55	50	3,4	95	650	3530	1,3	0,09	0,21	0,5	0,17	45,0	.	35,0	Rahmspinat
.	.	.	.	.	.	.	.	.	.	.	.	.	.	.	.	.	Schlemmer-Filet à la Bordelaise

Suppen und Eintopfgerichte

Natrium	Kalium	Calcium	Phosphor	Magnesium	Eisen	Fluorid	A (RÄ)	β-Carotin	E	B_1	B_2	Niacin	B_6	Folsäure	B_{12}	C	Lebensmittel
120	265	30	130	25	1,6	25	35	180	0,3	0,09	0,11	1,8	0,08	25,0	1,0	2,0	Bohneneintopf, weiß
350	65	25	1	5	0,1	11	.	.	.	0,08	+	0,2	0,01	1,0	.	+	Champignoncremesuppe
90	220	12	100	15	1,2	40	45	90	0,4	0,09	0,10	2,3	0,16	13,0	2,0	4,0	Eintopf aus Kartoffeln mit Fleisch
85	365	30	115	35	1,8	30	90	490	0,4	0,27	0,14	2,4	0,20	25,0	.	15,0	Eintopf mit Gemüse ohne Fleisch
.	80	12	40	10	0,7	15	30	90	0,2	0,05	0,02	0,2	0,01	10,0	.	+	Erbsensuppe mit Speck
.	.	.	.	.	.	.	.	.	.	.	.	.	.	.	.	.	Gebundene Suppe m. Hülsenfrüchten
140	35	12	7	3	0,1	13	55	270	1,1	0,01	0,01	0,1	0,02	2,0	.	2,0	Gemüsebrühe
120	230	40	35	12	0,8	15	390	1225	0,5	0,03	0,06	0,8	0,12	15,0	.	11,0	Gemüsesuppe, klar
80	100	9	45	7	0,6	25	35	175	0,9	0,02	0,05	0,9	0,06	3,0	1,0	9,0	Gulaschsuppe
20	85	15	35	9	0,4	13	60	305	0,1	0,01	0,03	0,8	0,06	4,0	.	2,0	Hühnersuppe mit Fleisch
60	155	20	35	12	0,5	13	60	285	0,2	0,05	0,04	0,5	0,10	14,0	.	5,0	Linsentopf mit Speck und Kartoffeln
.	.	.	.	.	.	.	.	.	.	.	.	.	.	.	.	.	Mexikanischer Bohnentopf
.	.	.	.	.	.	.	.	.	.	.	.	.	.	.	.	.	Nudel-Eintopf mit Fleischklößen
110	85	8	40	7	0,5	30	80	205	0,2	0,03	0,05	1,1	0,03	1,0	1,0	+	Ochsenschwanzsuppe
90	290	30	60	20	1,0	25	235	1180	0,3	0,14	0,08	1,2	0,22	16,0	+	10,0	Pichelsteiner Eintopf
190	270	25	105	25	1,2	30	220	1070	0,4	0,06	0,10	2,3	0,16	14,0	.	11,0	Reistopf mit Huhn
80	100	9	45	7	0,6	24	35	175	0,9	0,02	0,05	0,9	0,06	3,0	1,0	9,0	Suppe klar mit Einlage
415	65	30	30	6	0,2	15	45	230	0,1	0,02	0,03	0,2	0,03	4,0	.	3,0	Suppe mit Getreide gebunden
45	75	11	15	5	0,4	15	30	130	0,3	0,02	0,01	0,1	0,03	8,0	.	5,0	Tomatencremesuppe

Saucen und Würzmittel

Natrium	Kalium	Calcium	Phosphor	Magnesium	Eisen	Fluorid	A (RÄ)	β-Carotin	E	B_1	B_2	Niacin	B_6	Folsäure	B_{12}	C	Lebensmittel
																	Saucen
.	.	.	.	.	.	.	.	.	.	.	.	.	.	.	.	.	Helle Sauce (Trockenprodukt)
270	5	7	4	2	0,1	12	.	.	0,1	+	+	+	+	.	.	+	Helle Sauce (verzehrfertig)1)

Lebensmittel	Abfall	In 100g essbarem Anteil sind enthalten:									
		Protein	**Fett**	**Fettsäuren**			Cho-lesterol	**Kohlenhydrate**		**Energie**	
				ge-sättigte	einfach unges.	mehrfach unges.		verwert-bare	Ballast-stoffe		
	%	g	g	g	g	g	mg	g	g	kJ	kcal
Holländische Sauce (Trockenprodukt)	0	16,0	22,0	·	·	·	·	49,0	·	1910	458
Holländische Sauce (verzehrfertig)[1)]	0	5,0	47,0	26,0	15,0	3,0	476	1,0	+	1845	440
Jägersauce	0	2,0	+	+	+	+	·	24,0	1,0	450	108
Meerrettichsauce	0	1,0	4,0	0,5	0,9	2,3	·	6,0	1,0	275	66
Rahmsauce (Trockenprodukt)[1)]	0	3,0	13,0	·	·	·	·	18,0	·	840	200
Sauce à la Hollandaise (Trockenprodukt)	0	27,0	28,0	·	·	·	·	30,0	·	2000	477
Sauce à la Hollandaise (verzehrfertig)[1)]	0	5,0	41,0	22,0	13,0	2,0	420	2,0	·	1625	388
Saucenbinder für braune Saucen[1)]	0	1,0	1,0	·	·	·	·	7,0	·	125	33
Saucenbinder für helle Saucen[1)]	0	1,0	1,0	·	·	·	·	7,0	·	125	33
Tomatensauce (Trockenprodukt)	0	12,0	16,0	·	·	·	·	50,0	·	1655	396
Tomatensauce (verzehrfertig)[1)]	0	5,0	41,0	22,0	13,0	2,0	420	2,0	·	1625	388
Vinaigrette	0	1,0	23,0	·	·	·	·	8,0	·	1040	245
Zigeunersauce	0	3,0	1,0	0,2	0,1	0,9	·	8,0	3,0	255	61
Würzmittel											
Essig	0	+	·	·	·	·	·	1,0	·	80	19
Gekörnte Brühe, Instant	0	23,0	8,0	·	·	·	·	3,0	3,0	755	180
Maggiwürze	0	25,0	7,0	3,0	3,5	0,2	·	15,0	·	940	225
Senf, scharf	0	6,0	4,0	0,2	2,7	0,9	·	4,0	1,0	330	79
Senf, süß	0	6,0	4,0	0,2	2,7	0,9	·	6,0	1,0	365	87
Tomatenketchup	0	2,0	+	·	·	·	·	24,0	·	450	107
Tomatenmark	0	2,0	1,0	·	·	·	·	6,0	·	165	39
Worcestersauce	0	4,0	2,0	0,5	0,5	0,6	·	26,0	4,0	640	153

Alkoholfreie Getränke*

Cola-Getränke	0	+	.	.	.	.	.	10,9	.	184	43
Kaffee, geröstet	0	13,5	13,4	.	.	.	.	1,5	58,2	749	180
Kaffee-Extrakt-Pulver (Instant-Kaffee)	0	11,2	1,7	.	.	.	.	72,5	.	1486	350
Tee, schwarzer	0	25,4	4,7	.	.	.	.	0,8	55,8	621	147

* Säfte, siehe Obst S. 52/53

1) Werte für 100 ml fertige Sauce

In 100g essbarem Anteil sind enthalten:																	
Mineralstoffe							Vitamine										
Natrium	Kalium	Calcium	Phosphor	Magnesium	Eisen	Fluorid	A (RÄ)	β-Carotin	E	B_1	B_2	Niacin	B_6	Folsäure	B_{12}	C	**Lebensmittel**
mg	mg	mg	mg	mg	mg	µg	µg	µg	mg	mg	mg	mg	mg	µg	µg	mg	
·	·	·	·	·	·	·	·	·	·	·	·	·	·	·	·	·	Holländische Sauce (Trockenprodukt)
585	65	55	185	10	2,3	75	555	180	2,6	0,06	0,09	0,1	0,08	32,0	1	1,0	Holländische Sauce (verzehrfertig)[1]
1240	435	25	60	25	0,8	23	65	390	1,6	0,09	0,12	2,9	0,15	21,0	·	12,0	Jägersauce
645	65	18	25	8	0,2	13	1	·	2,4	0,02	0,02	0,1	0,01	1,0	·	6,0	Meerrettichsauce
·	·	·	·	·	·	·	·	·	·	·	·	·	·	·	·	·	Rahmsauce (Trockenprodukt)[1]
·	·	·	·	·	·	·	·	·	·	·	·	·	·	·	·	·	Sauce à la Hollandaise (Trockenprodukt)
270	60	45	165	10	2,0	65	485	155	2,3	0,06	0,08	·	0,07	28,0	1	1,0	Sauce à la Hollandaise (verzehrfertig)[1]
·	·	·	·	·	·	·	·	·	·	·	·	·	·	·	·	·	Saucenbinder für braune Saucen[1]
·	·	·	·	·	·	·	·	·	·	·	·	·	·	·	·	·	Saucenbinder für helle Saucen[1]
·	·	·	·	·	·	·	·	·	·	·	·	·	·	·	·	·	Tomatensauce (Trockenprodukt)
270	60	45	165	10	2,0	65	485	155	2,3	0,06	0,08	·	0,07	28,0	1	1,0	Tomatensauce (verzehrfertig)[1]
·	·	·	·	·	·	·	·	·	·	·	·	·	·	·	·	·	Vinaigrette
855	615	45	75	40	3,0	65	670	4015	1,6	0,14	0,21	2,6	0,16	20,0	·	13,0	Zigeunersauce
																	Würzmittel
20	90	15	30	22	0,5	20	·	·	·	·	·	·	·	·	·	·	Essig
2400	500	230	740	375	·	·	·	·	·	·	·	·	·	·	·	·	Gekörnte Brühe, Instant
20	500	230	700	10	20,0	·	·	·	·	+	+	+	·	·	·	·	Maggiwürze
1300	130	125	180	100	1,8	32	5	30	·	·	0,20	5,0	0,07	·	·	3,0	Senf, scharf
1250	120	120	180	100	2,0	30	5	30	·	·	0,20	4,9	0,07	·	·	3,0	Senf, süß
1300	800	12	18	19	0,8	·	·	·	·	0,07	0,07	1,1	·	·	·	11,0	Tomatenketchup
590	1160	60	30	32	1,0	·	·	1240	·	0,09	0,06	1,5	0,18	·	·	9,0	Tomatenmark
2000	760	90	100	75	6,8	46	210	1270	1,1	0,15	0,12	2,0	0,13	20,0	·	13,0	Worcestersauce

Alkoholfreie Getränke*

3,5	1,0	4,0	6,3	1,0	.	.	.	.	.	.	.	.	.	.	.	.	Cola-Getränke
12	1653	146	192	201	17	90	.	.	.	0,07	0,18	14	+	22,0	.	.	Kaffee, geröstet
58	4140	169	400	403	4,3	400	.	.	.	.	0,11	22	0,03	.	.	.	Kaffee-Extrakt-Pulver (Instant-Kaffee)
14	1640	302	314	184	17	9500!	.	.	.	0,03	0,95	7,7	0,25	.	.	.	Tee, schwarzer

* Säfte, siehe Obst S. 52/53

1) Werte für 100 ml fertige Sauce

Lebensmittel	Abfall	In 100g essbarem Anteil sind enthalten:									
		Protein	**Fett**	**Fettsäuren**			Cho-lesterol	**Kohlenhydrate**		**Energie**	
				ge-sättigte	einfach unges.	mehrfach unges.		verwert-bare	Ballast-stoffe		
	%	g	g	g	g	g	mg	g	g	kJ	kcal

Alkoholhaltige Getränke

Lebensmittel	Abfall %	Protein g	Fett g	gesättigte g	einfach unges. g	mehrfach unges. g	Cholesterol mg	verwertbare g	Ballaststoffe g	kJ	kcal
Eierlikör	0	4,40	4,6	16,00	.	250	.	28,0	.	1188	284
Alkoholfreies Bier, deutsch	0	0,38	+	0,33	6,34	.	.	5,35	.	107	25
Nährbier	0	0,53	.	1,16	.	.	.	10,90	.	227	54
Bier, Pilsener Lagerbier, normales Bier, deutsch	0	0,50	+	3,96	4,10	.	.	3,12	.	177	42
Vollbier, dunkel	0	0,40	.	3,50	5,40	.	.	2,80	.	156	37
Vollbier, hell	0	0,50	.	3,61	4,80	.	.	2,90	.	163	39
Bier, Kölsch	0	+	.	4,10	4,80	.	.	3,00	.	175	42
Weißbier (Weizenbier, obergärig)	0	0,25	.	3,53	5,02	.	.	3,04	.	159	38
Apfelwein (Cidre, Cider)	0	.	.	4,99	2,63	.	.	2,63	.	189	45
Rotwein, leicht	0	0,22	.	8,05	2,40	.	.	2,40	.	278	67
Rotwein, schwer	0	0,22	.	9,82	2,53	.	.	2,53	.	332	80
Sekt, weiß (Deutscher Schaumwein)	0	0,16	.	8,72	5,14	.	.	5,14	.	343	82
Weißwein, mittlere Qualität	0	0,15	.	8,58	2,60	.	.	2,60	.	295	71
Weinbrand, Brandy (Cognac)	0	.	.	33,10	1,98	.	.	1,98	.	994	240
Whisky	0	.	.	35,20	0,11	.	.	0,11	.	1023	247
Wodka	0	.	.	33,40	0,10	.	.	.	.	970	232
Rum	0	.	.	33,40	.	.	.	.	.	970	232
Klarer Korn (32 Vol. % Alkohol)	0	.	.	25,60	.	.	.	.	.	742	179

In 100g essbarem Anteil sind enthalten:																	Lebensmittel
Mineralstoffe							Vitamine										
Natrium	Kalium	Calcium	Phosphor	Magnesium	Eisen	Fluorid	A (RÄ)	β-Carotin	E	B_1	B_2	Niacin	B_6	Folsäure	B_{12}	C	
mg	mg	mg	mg	mg	mg	µg	µg	µg	mg	mg	mg	mg	mg	µg	µg	mg	
Alkoholhaltige Getränke																	
5	15	15	50	1	0,7	3	60	.	0,5	+	+	.	+	7	0,3	.	Eierlikör
2,60	40	5,0	20	7,70	0,01	.	.	.	.	0,006	0,02	0,61	0,03	15	.	.	Alkoholfreies Bier, deutsch
6,80	52	2,4	20	8,60	0,07	.	.	.	.	0,005	0,03	1,20	0,08	.	.	.	Nährbier
4,40	55	3,5	32	9,60	0,01	.	.	.	.	0,003	0,03	0,77	0,06	6,30	.	.	Bier, Pils. Lagerbier, normales Bier, deutsch
3,00	50	3,0	25	.	.	.	0,90	5,4	.	0,004	0,03	0,88	0,05	.	+	.	Vollbier, dunkel
5,00	38	4,0	28	9,00	0,04	50	.	.	.	0,004	0,03	0,88	0,05	2,70	+	.	Vollbier, hell
4	55	4	30	10	+	1	.	.	.	+	0,03	0,80	0,04	4,00	+	.	Bier, Kölsch
4,00	21	1,0	13	.	.	32	.	.	.	+	+	+	+	4,00	.	.	Weißbier (Weizenbier, obergärig)
2	95	5	9	4	.	20	.	.	.	.	.	.	.	.	.	.	Apfelwein (Cidre, Cider)
2,60	90	9,3	10	9,40	0,85	.	.	.	.	.	.	.	0,02	.	.	1,8	Rotwein, leicht
4,00	93	7,6	28	8,30	0,71	12	.	.	.	.	0,02	0,10	0,02	0,20	.	.	Rotwein, schwer
3,50	70	5,8	.	8,00	0,52	.	.	.	.	.	.	.	.	.	.	.	Sekt, weiß (Deutscher Schaumwein)
2,00	82	9,0	15	10	0,60	30	.	.	.	.	0,01	0,10	0,02	7,50	.	.	Weißwein, mittlere Qualität
2,40	1,6	+	+	.	.	.	.	.	.	.	.	.	.	.	.	.	Weinbrand, Brandy (Cognac)
0,14	2,8	1,5	.	0,25	.	.	.	.	.	.	.	.	.	.	.	.	Whisky
1	1	.	5	.	+	.	.	.	.	+	+	.	.	.	.	.	Wodka
+	+	.	5	.	.	.	.	.	.	.	.	.	.	.	.	.	Rum
.	+	+	.	.	.	.	.	.	.	.	.	.	.	.	.	.	Klarer Korn (32 Vol. % Alkohol)

Lebensmittel	Abfall	In 100g essbarem Anteil sind enthalten:									
		Protein	Fett	Fettsäuren			Cho-lesterol	Kohlenhydrate		Energie	
				ge-sättigte	einfach unges.	mehrfach unges.		verwert-bare	Ballast-stoffe		
	%	g	g	g	g	g	mg	g	g	kJ	kcal

Fertiggerichte (Trockenprodukte)

Lebensmittel	Abfall %	Protein g	Fett g	gesättigte g	einfach unges. g	mehrfach unges. g	Cholesterol mg	verwertbare g	Ballaststoffe g	kJ	kcal
5-Minuten-Terrinen											
Hühner-Nudeltopf	0	8,0	3,0	·	·	·	·	23,0	·	625	148
Käse-Nudeltopf	0	9,0	14,0	·	·	·	·	34,0	·	1245	296
Kartoffelbrei „Rheinische Art“	0	4,0	7,0	·	·	·	·	25,0	·	750	179
Nudeln in Rahmsauce	0	8,0	40,0	·	·	·	·	11,0	·	1215	290
Nudeltopf mit Rindfleischklößchen	0	8,0	3,0	·	·	·	·	21,0	·	595	141
Spaghetti in Tomatensauce	0	10,0	7,0	·	·	·	·	32,0	·	955	227
Fix-Produkte fix für											
Chili con Carne	0	6,0	2,0	·	·	·	·	18,0	·	495	118
China-Pfanne	0	5,0	3,0	·	·	·	·	28,0	·	680	161
Geschnetzeltes „Zürcher Art“	0	5,0	23,0	·	·	·	·	15,0	·	1195	288
Hackfleisch-Nudelpfanne	0	7,0	4,0	·	·	·	·	13,0	·	480	114
Kartoffel-Gratin	0	5,0	11,0	·	·	·	·	25,0	·	900	215
Lasagne	0	7,0	6,0	·	·	·	·	24,0	·	765	180
Spaghetti alla Carbonara	0	5,0	16,0	·	·	·	·	13,0	·	900	216
Spaghetti Bolognese	0	6,0	6,0	·	·	·	·	25,0	·	755	180
Zucchini Moussaka	0	3,0	2,0	·	·	·	·	21,0	·	490	116
Snack-Gerichte											
Feine Kartoffeln in Käsesauce	0	18,0	34,0	·	·	·	·	61,0	·	2655	633
Mexikana Reis	0	7,0	5,0	·	·	·	·	54,0	·	1230	291
Nudeln in Käsesauce	0	14,0	8,0	·	·	·	·	43,0	·	1255	298
Nudeln in Schinkensauce	0	13,0	7,0	·	·	·	·	42,0	·	1165	276
Nudeln in Tomatencremesauce	0	12,0	7,0	·	·	·	·	50,0	·	1315	311

Lebensmittel	Abfall	In 100g essbarem Anteil sind enthalten:									
		Protein	Fett	Fettsäuren			Cho-lesterol	Kohlenhydrate		Energie	
				ge-sättigte	einfach unges.	mehrfach unges.		verwert-bare	Ballast-stoffe		
	%	g	g	g	g	g	mg	g	g	kJ	kcal

Weitere Produkte

Lebensmittel	%	Protein g	Fett g	gesättigte g	einfach unges. g	mehrfach unges. g	Cholesterol mg	verwertbare g	Ballaststoffe g	kJ	kcal
Milchprodukte											
Müller Milchreis, Schoko	0	3,8	2,6	.	.	.	.	19,0	.	485	114
Müller Milchreis, Apfel	0	3,6	2,5	.	.	.	.	19,0	.	480	113
Müller Fruchtbuttermilch, Erdbeer	0	2,5	0,4	.	.	.	.	11,5	.	252	59
Müller, Grießbrei, Kirsch; Apfel; Pfirsich	0	2,3	6,2	.	.	.	.	18,6	.	585	139
Müller Knusperjoghurt, Müsli	0	6,2	6,1	.	.	.	.	14,3	.	587	140
Müller Knusperjoghurt, Hafer Pops	0	4,9	3,2	.	.	.	.	19,8	.	551	131
Müller-Milch, Banane	0	4,0	1,5	.	.	.	.	13,1	.	346	82
Müller-Milch, Erdbeer; Cappuccino	0	3,8	1,4	.	.	.	.	11,5	.	312	74
Müller ProCult Drink, Vanille	0	2,9	1,4	.	.	.	.	13,0	.	324	77
Ehrmann Almighurt, Mocca stichfest	0	3,3	2,5	.	.	.	.	20,0	.	489	116
Ehrmann Almighurt, Fruchtjoghurt, mild	0	3,3	2,7	.	.	.	.	19,1	.	481	114
Ehrmann Dessert plus Sahne, Himbeer/Aprikose/Orange	0	0,4	3,6	.	.	.	.	20,4	.	487	116
Ehrmann Dessert plus Sahne, Schoko-Creme	0	2,9	3,7	.	.	.	.	19,5	.	518	123
Ehrmann Monsterbacke	0	5,0	5,7	.	.	.	.	13,5	.	525	125
Dr. Oetker mousse au Chocolat	0	4,5	9,4	.	.	.	.	21,3	.	788	188
Dr. Oetker Götterspeise, Waldmeister	0	1,2	0	.	.	.	.	15,5	.	288	68
Dr. Oetker Grießbrei	0	4,4	0,4	.	.	.	.	83,2	.	1504	354
Dr. Oetker Kirschgrütze mit Vanille-Creme	0	1,7	1,6	.	.	.	.	22,5	.	478	113
Müsli & Co.											
Erbacher Schoko-Müsli	0	9,9	4,8	.	.	.	.	63,8	7,1	1435	339
Erbacher Fitness-Flakes	0	7,6	3,6	.	.	.	.	60,3	12,1	1288	304
Erbacher 4-Frucht-Müsli	0	8,3	4,3	.	.	.	.	60,0	8,3	1302	308
Erbacher 6-Korn-Müsli	0	10,9	8,0	.	.	.	.	55,0	10,8	1431	340
Kölln Knusper-Müsli mit Rosinen	0	8,8	15,2	.	.	.	.	65,2	7,1	1820	433
Kölln Knusper-Müsli mit Schokokrokant	0	10,1	19,6	.	.	.	.	59,6	5,9	1910	455

Lebensmittel	Abfall	In 100g essbarem Anteil sind enthalten:									
		Protein	**Fett**	**Fettsäuren**			Cho-lesterol	**Kohlenhydrate**		**Energie**	
				ge-sättigte	einfach unges.	mehrfach unges.		verwert-bare	Ballast-stoffe		
	%	g	g	g	g	g	mg	g	g	kJ	kcal
Kölln Knusper-Müsli mit Apfel-Zimt	0	8,4	17,1	.	.	.	.	61,0	7,1	1813	432
Kölln Knusper-Müsli mit Cappuccino	0	9,5	18,3	.	.	.	.	61,8	6,2	1889	450
Kellog's All-Brau Buds	0	13	3	0,5	.	.	.	51	29	1199	283
Kellog's Froot Loops	0	7,2	3	0,5	.	.	.	83	2,5	1644	388
Kellog's Smacks	0	7	1,7	0,9	.	.	.	83	4,0	1593	375
Kellog's Frosties	0	5,1	0,5	0,2	.	.	.	87	2,0	1584	373
Kellog's Corn Flakes	0	7,7	1,0	0,2	.	.	.	82	2,5	1562	368
Knäckebrot/Brot											
Wasa, Mjölk	0	11,0	1,5	.	.	.	.	63,0	16,0	1310	310
Wasa, Müsli	0	12,0	5,0	.	.	.	.	64,9	10,0	1490	355
Wasa, Sesam	0	13,0	10,0	.	.	.	.	62,6	6,0	1660	390
Wasa, Weizen, Knusperleicht	0	13,0	2,3	.	.	.	.	72,9	5,3	1550	365
Burger, Dunkel	0	11,4	1,7	0,3	.	.	.	64,9	14,3	1360	321
Burger, Urtyp	0	11,0	1,7	0,3	.	.	.	63,2	15,8	1324	312
Burger, Kümmel	0	11,0	1,7	0,3	.	.	.	63,2	15,8	1324	312
Burger, Bio-Zwieback	0	10,3	6,2	.	.	.	.	71,6	.	1622	383
Burger, Rosinenzwieback	0	10,5	5,3	.	.	.	.	72,5	.	1607	380
Wasa, Original Skorpa, Weizen	0	9,0	9,0	.	.	.	.	71,1	3,5	1690	400
Wasa, Original Skorpa, Sesam	0	11,0	11,0	.	.	.	.	62,0	8,0	1650	390
Wasa, Original Skorpa, mit Vollkorn	0	11,0	9,0	.	.	.	.	64,5	7,5	1620	385
Kartoffelprodukte (TK)											
McCain Golden Longs	0	2,5	6,0	.	.	.	.	27,5	.	732	174
McCain Home Fries	0	2,8	5,7	.	.	.	.	28,2	.	755	179
McCain 1.2.3. Frites	0	2,5	4,5	.	.	.	.	22,5	.	592	141
McCain 1.2.3. Rösties	0	2,0	8,5	.	.	.	.	25,0	.	774	185
McCain 1.2.3. Kartoffelpuffer	0	2,4	2,8	.	.	.	.	18,5	.	459	109
Süßwaren & Co.											
Milchschnitte (Ferrero)	0	9,0	26,5	.	.	.	.	36,0	.	1745	418
Kinder Happy-Hippo-Snack (Ferrero)	0	11,3	38,7	.	.	.	.	41,8	.	2335	561

Lebensmittel	Abfall	In 100g essbarem Anteil sind enthalten:									
		Protein	Fett	Fettsäuren			Cho-lesterol	Kohlenhydrate		Energie	
				ge-sättigte	einfach unges.	mehrfach unges.		verwert-bare	Ballast-stoffe		
	%	g	g	g	g	g	mg	g	g	kJ	kcal
Kinder-Country (Ferrero)	0	9,5	34,5	.	.	.	.	49,6	.	2281	547
Nutella (Ferrero)	0	7,0	30,0	.	.	.	.	54,0	.	2147	514
Haribo-Gelee-Berries, Perleier	0	0,8	+	.	.	.	.	84	.	1465	350
Haribo-Fruchtgummi, Goldbären	0	6,6	+	.	.	.	.	78	.	1423	340
Haribo-Lakritz, Konfekt	0	2,4	3,4	.	.	.	.	75	.	1481	354
Haribo-Allerlei, Color-Rado	0	3,7	2,1	.	.	.	.	76	.	1431	342
Maoam	0	1,4	6,8	.	.	.	.	86	.	1740	416
Weingummi i. D.	0	6,6	.	.	.	.	.	79	.	1423	340
Schaumerdbeeren	0	2,5	.	.	.	.	.	88	.	1548	370
Mars	0	3,9	17,9	.	.	.	.	68,9	.	1900	452
Snickers	0	9,5	28,1	.	.	.	.	52,8	.	2099	502
Milky Way	0	5,9	17,2	.	.	.	.	68,1	.	1894	451
M & M's peanut	0	9,8	27,6	.	.	.	.	56,6	.	2150	514
Bounty	0	4,0	25,3	.	.	.	.	56,9	.	1971	471
Milka, Lila Pause, Erdbeerjoghurt	0	6,5	35,0	.	.	.	.	28,0	.	1890	455
Milka, Lila Pause, Nougat	0	6,9	35,0	.	.	.	.	51,5	.	2295	550
Milka Tafelschokolade, Erdbeerjoghurt + Kirsch	0	6,4	38,0	.	.	.	.	50,0	.	2370	570
Twix	0	5,3	23,1	.	.	.	.	64,2	.	1968	470
Balisto Korn-Mix	0	7,1	27,1	.	.	.	.	60,7	.	2155	515
Banjo	0	6,1	36,0	.	.	.	.	53,4	.	2343	562
Eis											
Langnese Magnum, Classic	0	3,9	17,3	.	.	.	.	27,4	.	1175	282
Langnese Magnum, Weiss	0	3,9	17,1	.	.	.	.	28,8	.	1187	285
Langnese Magnum, Mandel	0	5,0	20,4	.	.	.	.	28,0	.	1318	316
Langnese Mini Milk, Erdbeer	0	0,8	1,9	.	.	.	.	5,0	.	171	41
Langnese Mini Milk, Vanille	0	0,9	2,7	.	.	.	.	4,6	.	192	46
Langnese Solero Shots Citrus	0	0,1	0,2	.	.	.	.	4,7	.	94	22
Langnese Calippo, Cola	0	0,0	0,0	.	.	.	.	21,5	.	370	87
Langnese Happen	0	2,1	3,7	.	.	.	.	12,5	.	386	92

Lebensmittel	Abfall	In 100g essbarem Anteil sind enthalten:									
		Protein	**Fett**	**Fettsäuren**			Cholesterol	**Kohlenhydrate**		**Energie**	
				gesättigte	einfach unges.	mehrfach unges.		verwertbare	Ballaststoffe		
	%	g	g	g	g	g	mg	g	g	kJ	kcal
Walnuss-Trüffel	0	3,7	11,0	.	.	.	.	24,8	.	894	213
Fürst-Pückler-Art	0	4,2	8,2	.	.	.	.	22,7	.	762	182
Langnese Cremissimo, Vanille	0	3,1	8,5	.	.	.	.	27,6	.	838	200
Langnese Cremissimo, Nougat-Marzipan	0	3,9	11,1	.	.	.	.	29,5	.	980	234
Snacks/Kekse											
Bahlsen Crunchips (alle Sorten)	0	6	34	.	.	.	.	52	.	2270	524
Bahlsen Erdnußlocken	0	13	22	.	.	.	.	58	.	2065	485
Bahlsen Salzbrezeln	0	10	10	.	.	.	.	71	.	1780	420
Bahlsen Nic Nac's	0	7	25	.	.	.	.	56	.	2022	483
Bahlsen Tacitos, Tortilla Chips	0	7	25	.	.	.	.	56	.	2022	483
Bahlsen Chipsletten (alle Sorten)	0	4	29	.	.	.	.	58	.	2135	511
Bahlsen, Russisch Brot	0	7	1	.	.	.	.	90	.	1676	395
Leibniz, Butterkeks	0	9	11	.	.	.	.	76	.	1873	444
Bahlsen, Pick up	0	6	25	.	.	.	.	66	.	2159	515
Leibniz, Vollkornkeks	0	8	15	.	.	.	.	73	.	1812	431
Bahlsen, Hannover Waffeln	0	5	32	.	.	.	.	60	.	2290	548
Balisto, Müsli-Mix	0	6,9	28,7	.	.	.	.	59,1	.	2184	522
Ceralisto Choco	0	8,3	28,4	.	.	.	.	56,6	.	2154	515
TK-Gerichte, Iglo-Langnese											
Makkaroni-Auflauf	0	6,2	5,3	.	.	.	.	19,0	.	590	145
Tomate-Mozzarella-Plätzli	0	8,0	8,0	.	.	.	.	26,0	.	874	208
Reis-Gemüse-Pfanne	0	3,9	0,4	.	.	.	.	16,0	.	353	83
Schlemmerfilet-Broccoli	0	12,0	6,0	.	.	.	.	2,0	.	462	110
Lachs-Lasagne	0	10,0	10,0	.	.	.	.	11,0	.	710	170
Bistro Baquettes, Spinat	0	8,1	6,8	.	.	.	.	28,5	.	874	208
Bistro Burger, Cheeseburger	0	11,0	12,0	.	.	.	.	25,0	.	1056	252
Bistro Burger, Classicburger	0	10,0	11,0	.	.	.	.	27,0	.	1035	247
Bistro Burger, Geflügelburger	0	10,0	11,0	.	.	.	.	33,0	.	1138	271
Rahmspinat, TK	0	3,3	3,4	.	.	.	.	4,8	.	264	63

Lebensmittel	Abfall	In 100g essbarem Anteil sind enthalten:									
		Protein	Fett	Fettsäuren			Cho-lesterol	Kohlenhydrate		Energie	
				ge-sättigte	einfach unges.	mehrfach unges.		verwert-bare	Ballast-stoffe		
	%	g	g	g	g	g	mg	g	g	kJ	kcal
Blattspinat, TK	0	4,0	0,5	.	.	.	.	1,0	.	100	25
Gourmet-Gemüse, TK	0	3,3	0,2	.	.	.	.	6,9	.	180	42
Bayrisch Kraut, TK	0	1,8	10,0	.	.	.	.	6,1	.	515	124
Butter-Leipziger-Allerlei, TK	0	3,2	7,2	.	.	.	.	10,0	.	491	118
Pfannengemüse, italienisch, TK	0	1,6	3,0	.	.	.	.	6,6	.	248	59
Gemüse-Burger, TK	0	4,5	0,9	.	.	.	.	19,0	.	424	100
Fleischbällchen in Rotweinsauce, TK	0	6,0	6,9	.	.	.	.	7,8	.	490	117
Tagliatelle mit Rucola-Champignon-Sauce, TK	0	5,3	2,1	.	.	.	.	19,6	.	501	119
Pasta Gnocchi mit Tomate-Mozarella, TK	0	5,8	4,0	.	.	.	.	19,0	.	570	135
Geflügel Steaklets, TK	0	14,0	8,6	.	.	.	.	6,9	.	678	162
Fischstäbchen, Käpt'n Iglo, TK	0	12	8,0	.	.	.	.	16,0	.	772	184
Schlemmer-Filet à la Bordelaise, TK	0	12,0	10,0	.	.	.	.	6,0	.	693	166
Feine Scholle „Sylter Art", TK	0	10,0	12,0	.	.	.	.	18,0	.	957	229
Schlemmer-Baquettes, Hawai, TK	0	10,0	7,0	.	.	.	.	31,0	.	956	227
2 Cheesburger, TK	0	11,0	12,0	.	.	.	.	25,0	.	1056	252
3 Riesen-Germknödel m. Mohn-Zucker-Mischung, TK	0	8,0	5,0	.	.	.	.	52,0	.	1134	268
Blattspinat	0	2,3	0,0	.	.	.	.	1,5	.	68	16
Suppen, Erasco											
Feine Tomatencremesuppe	0	1,1	1,6	.	.	.	.	5,7	.	174	41
Französische Zwiebelsuppe	0	1,2	0,8	.	.	.	.	4,4	.	125	30
Feine Lauchcremesuppe	0	1,0	4,6	.	.	.	.	3,5	.	247	59
Pikante Chinasuppe	0	2,5	1,8	.	.	.	.	3,7	.	170	41
Feine Steinpilzrahmsuppe	0	1,4	4,6	.	.	.	.	4,0	.	262	63
Ungarische Gulaschsuppe	0	3,6	2,1	.	.	.	.	3,3	.	195	47
Feurige Thaisuppe	0	2,0	1,6	.	.	.	.	3,0	.	144	34
Kartoffel-Fertigprodukte, Pfanni											
Knödel in Kochbeutel – Semmelknödel	0	11	11	.	.	.	.	62	.	1635	388
Kartoffel-Knödel, halb und halb	0	6	1	.	.	.	.	71	.	1365	322
Böhmische Knödel, Trockenprodukt	0	13	2	.	.	.	.	64	.	1370	322

Lebensmittel	Abfall	In 100g essbarem Anteil sind enthalten:									
		Protein	Fett	Fettsäuren			Cholesterol	Kohlenhydrate		Energie	
				gesättigte	einfach unges.	mehrfach unges.		verwertbare	Ballaststoffe		
	%	g	g	g	g	g	mg	g	g	kJ	kcal
Kartoffelpüree 1–2 Por.	0	9	+	.	.	.	.	74	.	1415	333
Frische-Pack, Rösti	0	2	4	.	.	.	.	15	.	445	105
Fertiggericht: Bauernfrühstück	0	7	22	.	.	.	.	21	.	650	156
Kartoffelpüree, Trockenprodukt	0	8	+	.	.	.	.	73	.	1395	328
Frische-Pack, Bauernfrühstück, Trockenprodukt	0	3	10	.	.	.	.	10	.	600	144
Kartoffelpuffer, Trockenprodukt	0	6	+	.	.	.	.	66	.	1260	297
Apfel-Vanille-Taler, Trockenprodukt	0	17	4	.	.	.	.	66	.	1575	375
Kartoffelsuppe, Trockenprodukt	0	6	2	.	.	.	.	67	.	1315	311
Feinkostsalate, Nadler und Homann											
Nadler-Geflügelsalat	0	6	17	.	.	.	.	5	.	833	197
Nadler-Putenbrustsalat	0	6	22	.	.	.	.	6	.	1040	246
Nadler-Matjessalat	0	8	12	.	.	.	.	5	.	657	158
Nadler-Waldorfsalat	0	1	20	.	.	.	.	9	.	936	220
Nadler-Fleischsalat	0	4	30	.	.	.	.	4	.	1276	302
Nadler-Heringssalat, weiß	0	5	20	.	.	.	.	8	.	981	232
Nadler-Heringssalat, rot	0	5	23	.	.	.	.	10	.	1129	267
Homann-Frankfurter Kartoffelsalat	0	2,7	17,2	.	.	.	.	11,3	.	876	211
Homann-Italienischer Nudelsalat	0	2,5	19,2	.	.	.	.	12,9	.	975	235
Homann-Knackiger Weißkrautsalat	0	0,9	6,0	.	.	.	.	14,4	.	477	117
Homann-fein-würziger Tzatziki	0	4,6	19,9	.	.	.	.	6,5	.	927	224
Homann-herzhafter Farmersalat	0	1,1	17,6	.	.	.	.	9,3	.	838	202
Fast Food (Portionsgewicht)	**Gew. in g**										
McDonald's Cheeseburger	117	15,8	12,6	6,30	5,30	0,60	34,0	31,5	1,3	1271	303
McDonald's Hamburger	103	12,8	8,8	3,70	4,40	0,50	23,0	30,8	1,3	1067	254
McDonald's Big Mäc	212	26,1	25,7	10,60	10,70	3,60	57,0	42,2	2,5	2111	505
McDonald's Fischmäc	144	14,3	19,8	4,80	7,40	7,10	24,0	36,7	1,1	1599	382
McDonald's McRib	209	26,6	21,4	8,50	10,50	2,30	58,0	44,3	2,3	1989	476
McDonald's Chicken McNuggets, 6er	99	18,1	12,2	2,50	6,90	1,10	43,0	5,3	5,3	854	205
McDonald's Süßsaure Sauce	29	0,1	0,3	0,06	0,09	0,17	.	11,8	.	215	51

Lebensmittel	Gewicht in g	In 100g essbarem Anteil sind enthalten: Protein g	Fett g	Fettsäuren ge-sättigte g	Fettsäuren einfach unges. g	Fettsäuren mehrfach unges. g	Cholesterol mg	Kohlenhydrate verwert-bare g	Kohlenhydrate Ballast-stoffe g	Energie kJ	Energie kcal
McDonald's Gemüse-Mäc	203	9,3	24,9	2,60	4,40	7,70	.	56,3	5,9	2034	486
McDonald's Apfeltasche	80	2,2	12,0	3,4	6,6	1,4	.	25,8	3,8	920	220
McDonald's McFlurry	166	8,1	13,6	3,4	1,3	0,1	.	42,0	.	1354	323
McDonald's Milchshake, Vanille	240	9,6	7,6	5,2	1,7	0,2	.	46,5	.	1236	293
McDonald's Sundae Eis mit Schoko	150	6,2	8,4	6,3	1,7	0,2	.	44,5	.	1173	279

Teil II
Spezialübersichten

Purine / Harnsäure

Purine sind lebensnotwendige Zellbestandteile. Sie entstehen im Körper selbst oder werden von außen mit der Nahrung zugeführt.
Harnsäure ist das Endprodukt des Purinstoffwechsels. Der Mensch scheidet pro Tag etwa 1 g Harnsäure aus. Erhöhte Harnsäurewerte im Blut (>7 mg/dl) sind die Folge eines gestörten Purinstoffwechsels, sie sind als Risikofaktor für die Gicht anzusehen. Bei der Gicht werden harnsaure Salze insbesondere in den Gelenken der Extremitäten abgelagert. Zu hohe Purinzufuhren sollten daher vermieden werden. Insbesondere Innereien, Fleisch, einige Fischsorten (Salzheringe), Hummer, Miesmuscheln und Hülsenfrüchte sind purinreich.
Purinfrei sind beispielsweise Reis, Stärke, Milch, Quark Butter, Honig, Kürbis.
Bei der streng purinarmen Diät soll pro Woche maximal 2000 mg Harnsäure aufgenommen werden, bei der purinarmen Diät bis zu 3000 mg Harnsäure /Woche.

Die nachstehende Übersicht informiert über den Puringehalt der wichtigsten Lebensmittel, wobei die Puringehalte bereits in Harnsäure/100 g essbarer Anteil umgerechnet wurden.
Der Puringehalt von Lebensmitteln kann in Purin – N, in Harnsäure – N sowie in Harnsäure angegeben werden. Dabei sind folgende Umrechnungsrelationen zu berücksichtigen:

Purin – N (mg) : Harnsäure – N (mg) = 1 : 0,8
Purin – N (mg) : Harnsäure (mg) = 1 : 2,4
Harnsäure- N (mg) : Harnsäure (mg) = 1 : 3,0

Puringehalt in Lebensmitteln, ausgedrückt in mg Harnsäure/100 g essbarer Anteil

Lebensmittel	mg Harnsäure
Fleisch und Fleischwaren	
Hammel/Lamm	
– Lammfleisch	182
– Hammelherz	241
– Hammelmilz	773
Kalb	
– reines Muskelfleisch	172
– Bug, Schulter	140
– Filet	140
– Hals, Nacken	150
– Haxe	150
– Keule, Schlegel	150
– Rücken	140
– Bries	1260
– Leber	460
– Lunge	147
– Milz	343
– Niere	218
Rind	
– reines Muskelfleisch	133
– Brust	90
– Bug, Schulter	110
– Filet	110
– Hochrippe	120
– Hüfte, Schwanzstück	120
– Kamm	120

Lebensmittel	mg Harnsäure
– Lende, Roastbeef	110
– Herz	256
– Leber	554
– Zunge	160
Schwein	
– reines Muskelfleisch	166
– Bauch	100
– Bug mit Schwarte	150
– Filet	150
– Hinterhaxe, Hintereisbein	120
– Kamm	140
– Kotelett	145
– Leber	515
– Oberschale	160
– Herz	530
– Niere	334
– Zunge	136
Kaninchenfleisch	
– i. D.	132
Pferdefleisch	
– i. D.	200
Fleischerzeugnisse	
– Corned Beef (deutsch)	57
– Frühstücksfleisch	70
– Schweineschinken, gekocht	131

Lebensmittel	mg Harnsäure
Würste und Pasteten	
– Bierschinken	85
– Fleischwurst	78
– Frankfurter Würstchen	89
– Kalbsbratwurst	91
– Jagdwurst	112
– Leberwurst, grob	165
– Braunschweiger Mettwurst	74
– Mortadella	96
– Münchner Weißwurst	73
– Rotwurst (Blutwurst)	55
– Salami	104
– Wiener Würstchen	78
Wild	
– Hase, i. D.	105
– Rehfleisch, Keule	138
– Rehfleisch, Rücken	105
Geflügel	
– Ente, i. D.	138
– Gans, i. D.	165
– Brathuhn	115
– Suppenhuhn	159
– Huhn, Brust mit Haut	175
– Hühnerleber	243
– Truthahn, Jungtier	150

Puringehalt in Lebensmitteln, ausgedrückt in mg Harnsäure/100 g essbarer Anteil

Lebensmittel	mg Harnsäure
Fische und Fischwaren	
– Weißer Heilbutt	178
– Hering (Atlantik)	210
– Kabeljau (Dorsch)	109
– Köhler (Seelachs)	163
– Makrele	145
– Rotbarsch (Goldbarsch)	241
– Sardelle	239
– Sardine	345
– Schellfisch	139
– Scholle	93
– Seezunge	131
– Thunfisch	257
– Forelle	297
– Hecht	140
– Karpfen	160
– Lachs (Salm)	170
– Zander	110
– Auster	90
– Garnele, Krabbe	147
– Hummer	118
– Miesmuschel	112
– Aal, geräuchert	78
– Kaviar, echt	144
– Kaviar-Ersatz („Deutscher Kaviar“)	18
– Makrele, geräuchert	140
– Matjeshering	219
– Sardinen in Öl	480
– Thunfisch in Öl	29

Lebensmittel	mg Harnsäure
Getreideerzeugnisse	
– Hafer, entspelzt, ganzes Korn	94
– Weizen, ganzes Korn	51
– Brötchen, Semmeln	21
– Knäckebrot	60
– Nudeln, Makkaroni,Spaghetti	40
– Weizenmehl, Type 405	40
– Weißbrot	14
Gemüse	
– Kohlrabi	25
– Möhre, Karotte, Mohrrübe	17
– Rettich	15
– Rote Beete	19
– Schwarzwurzel	71
– Sellerie, Knolle	30
– Bambussprossen	29
– Blumenkohl	51
– Broccoli	81
– Chicoree	12
– Chinakohl	21
– Feldsalat	38
– Fenchel	14
– Grünkohl	48
– Kopfsalat	13
– Porree, Lauch	74
– Rosenkohl	69
– Rotkohl	32
– Sauerkraut, abgetropft	16

Lebensmittel	mg Harnsäure
– Spargel	23
– Spinat	57
– Weißkohl (Weißkraut)	22
– Wirsingkohl	37
– Aubergine	21
– Bohnen (Schnittbohnen, grün)	37
– Paprika (Paprikaschote)	55
– Tomate	11
– Zucchini	24
Hülsenfrüchte	
– Bohne (Gartenbohne), Samen weiß, trocken	128
– Erbsen, Schote u. Samen, grün	84
– Kichererbse, Samen trocken	109
– Leinsamen	105
– Linse, Samen trocken	127
– Sojabohne, Samen trocken	190
– Sonnenblume, Samen trocken	143
– Tofu	68
Pilze	
– Austernpilz	50
– Champignon	58
– Champignons in Dosen	29
– Pfifferling	17
– Pfifferling in Dosen	6
– Steinpilz	92

Puringehalt in Lebensmitteln, ausgedrückt in mg Harnsäure/100 g essbarer Anteil

Lebensmittel	mg Harnsäure
Obst	
– Apfel	14
– Birne	12
– Kirsche, süß	17
– Pfirsich	21
– Pflaume	24
– Erdbeere	21
– Heidelbeere, Blaubeere	22
– Johannisbeere, rot	17
– Weinbeere, Weintraube	27
– Ananas	19
– Apfelsine, Orange	19
– Avocado	19
– Banane	57
– Feige, getrocknet	64
– Kiwi	19
– Olive, mariniert, grün	29
– Zuckermelone, Honigmelone	33
– Dattel, getrocknet	35
– Pflaume, getrocknet	64
– Aprikose, getrocknet	73
– Weintraube, getrocknet (Rosine)	107
Schalenfrüchte	
– Erdnuss	79
– Haselnuss	37
– Mandel, süß	37
– Paranuss	23
– Walnuss	25
Bier	
– Alkoholfreies Bier, deutsch	8
– Pilsener Lagerbier, deutsch	13
– Vollbier, hell	14
Sonstiges	
– Bäckerhefe, gepresst	680
– Bierhefe, getrocknet	1810

Quelle: Souci/Fachmann/Kraut: Die Zusammensetzung der Lebensmittel. 6. revidierte u. ergänzte Aufl., Stuttgart 2000
(vgl. ferner: DGE (Hrsg.): Richtige Ernährung bei erhöhtem Harnsäurespiegel und Gicht. (Broschüre), Frankfurt/M 1980; Leitzmann, Claus et al.: Ernährung in Prävention und Therapie. Stuttgart 2001; CPC Deutschland GmbH (Hrsg.): Gicht, Hyperurikämie, Harnsäuresteine. Heilbronn 1997; Wolfram, G.: Das moderne Konzept der Ernährung bei Gicht.
In: Akt. Ernähr. Med. 17 (1992), (24–32)

Jodidgehalt ausgewählter Lebensmittel (in µg/100 g essbarer Anteil

Lebensmittel	µg/100 g essb. Anteil
Fleisch und Fleischwaren	
– Kalbfleisch, reines Muskelfleisch	2, 6
– Rindfleisch, reines Muskelfleisch	5, 4
– Rinderleber	14
– Schweinefleisch, reines Muskelfleisch	4, 5
– Schweineleber	14
– Gans	4, 0
Fische und Fischwaren	
– Weißer Heilbutt	52
– Schwarzer Heilbutt (Grönland Heilbutt)	20
– Hering (Atlantik)	40
– Hering (Ostsee)	50
– Kabeljau (Dorsch)	170
– Makrele, geräuchert	26
– Rotbarsch (Goldbarsch)	99
– Rotbarsch, geräuchert	20
– Schellfisch	243
– Scholle	53
– Alaska Seelachs	103
– Seezunge	17
– Thunfisch	50
– Aal, geräuchert	4,5
– Forelle (Bachforelle, Regenbogenforelle)	3, 4
– Karpfen	1, 7
– Lachs (Salm)	34
– Auster	58
– Garnele, Krabbe	130
– Hummer	100
– Miesmuschel	105
– Brathering	93
– Hering, mariniert (Bismarckhering)	91
– Sardinen in Öl	96
– Schillerlocken	122
– Seelachs in Öl (Lachsersatz)	77
– Thunfisch in Öl	149
Eier	
– Hühnerei, Vollei, 100 g	9,5
– Hühnerei, 1 Stck (ca. 60 g)	5,7
Milch und Milcherzeugnisse	
– Kuhmilch, Vollmilch, 3,5 % Fett	2,7
– Kuhmilch, ultrahocherhitzt (UHT)	3,3
– Schlagsahne, mind. 30 % Fett	2,4
– Joghurt, mind. 3,5 % Fett	3,5
– Camembert (45 % Fett i. Tr.)	3,5
– Edamer Käse, 40 % Fett i. Tr.	5,0
– Gouda Käse (45 % Fett i. Tr.)	3,6
– Speisequark (20 % Fett i. Tr.)	3,7
Fette und Öle	
– Butter (Süß- und Sauerrahmbutter)	2,9
– Schweineschmalz	9,7
Getreideerzeugnisse	
– Haferflocken	4,5
– Cornflakes (Mais – Frühstücksflocken)	1,0
– Reis, poliert, roh	2,0
– Brötchen (Semmeln)	2,4
– Knäckebrot	5,5
– Roggenbrot	8,5
– Weißbrot (Weizen(mehl)brot)	5,8
– Eierteigwaren (Nudeln, Makkaroni, Spaghetti)	3,3
Kartoffeln	
– Kartoffeln, roh	2,6
Gemüse	
– Möhre (Karotte, Mohrrübe)	1,6
– Radieschen	1,2
– Sellerie	2,5
– Broccoli	15
– Endivie	2,9
– Grünkohl (Braunkohl)	4,5
– Rotkohl (Blaukraut)	2,9
– Spinat, roh	12
– Schnittbohnen, grün, in Dosen	1,4
– Paprikaschote	1,0
– Tomate	1,1
– Erbsen, Samen, grün, in Dosen	2,2
– Champignon, Zuchtchampignon	18
Nüsse	
– Cashewnuss	10
– Erdnuss, geröstet	14
– Haselnuss	1,5

Jodidgehalt ausgewählter Lebensmittel (in µg/100 g essbarer Anteil

Lebensmittel	µg/100 g essb. Anteil
– Mandel, süß	2,0
– Walnuss	3,0
Obst	
– Aprikose	0,5
– Kirsche, süß	1,2
– Pfirsich	2,9
– Erdbeere	2,7
– Johannisbeere	1,0
– Preiselbeere (Kronsbeere)	5,0
– Avocado	1,0
– Banane	2,0
– Feige, getrocknet	4,0
– Mango	1,6
– Pflaume	1,4

Quelle: Souci / Fachmann / Kraut: Die Zusammensetzung der Lebensmittel. 6. Aufl., medpharm Scientific Publishers, Stuttgart 2000

Folsäure

Das Vitamin Folsäure gehört zu den „kritischen“ Nährstoffen, d. h. dass die Versorgung mit diesem Vitamin nicht in allen Bevölkerungsgruppen gesichert ist. Besonders hinsichtlich der Prävention der Homocysteinämie (ein erhöhter Homocystein-Gehalt im Blut gilt als einer von mehreren Risikofaktoren der Atherosklerose) und der Verhinderung von Neuralrohrdefekten bei Neugeborenen („Spina bifida“) ist eine ausreichende Versorgung mit Folsäure wichtig. Daher empfehlen die Ernährungsgesellschaften Österreichs, der Schweiz und Deutschlands besonders denjenigen Frauen, die schwanger werden wollen oder könnten, spätestens 4 Wochen vor Beginn der Schwangerschaft zunächst 400 Mikrogramm Folsäure in Form von Supplementen aufzunehmen und diese Zufuhr während des ersten Schwangerschaftsdrittels beizubehalten.
In der Nahrung liegen die vitaminwirksamen Verbindungen in Form von Mono- und Polyglutamaten vor, sodass der Begriff „Folatäquivalente“ eingeführt wurde: 1 Mikrogramm Folatäquivalent = 1 Mikrogramm Nahrungsfolat = 0,5 Mikrogramm synthetische Folsäure.
Folsäureverbindungen sind wasserlöslich, lichtempfindlich und sehr hitzelabil. Die Zubereitungsverluste können 50 % und mehr betragen; da jedoch viele Lebensmittel ohne weitere Zubereitung verzehrt werden, kann man im Mittel mit 35 % Verlusten rechnen (vgl. D-A-CH-Referenzwerte 2000, S. 117–122; ferner: Leitzmann, C. et al: Ernährung in Prävention und Therapie. (Hippokrates) Stuttgart 2001, S. 49 f u. 119 ff)

Folsäure-Gehalte in pflanzlichen und tierischen Lebensmitteln (in Mikrogramm/100 g Frischsubstanz)

Lebensmittel	Gesamtfolat
Gemüse und Kartoffeln	
Grünkohl	212 (187–236)
Rosenkohl	179 (168–188)
Erbsen, grün	159
Petersilie	149
Spinat	145
Spinat, tiefgefroren	92
Feldsalat	145
Bohnen	128
Blumenkohl	125
Broccoli	111
Endivie	109
Spargel	108 (83–133)
Porree	103 (98–108)
Linsen	103
Rote Bete	83 (79–86)
Knollensellerie	76
Chinakohl	75
Kopfsalat	75
Buschbohnen	70
Kohlrabi	70
Gemüsepaprika, rot	60
Möhren	55
Chicoree	50 (44–56)
Tomaten	50
Weißkohl	31 (27–34)
Sauerkraut	31
Gurken	27
Gemüsepaprika, grün	26

Lebensmittel	Gesamtfolat
Kartoffeln	20
Obst	
Sauerkirschen	80
Schattenmorelle	69
Erdbeeren	65
Süßkirschen	52
Weintrauben	43
Orangen	42
Himbeeren	30
Pfirsiche	23
Nektarinen	21
Stachelbeeren	19
Bananen	17
Johannisbeeren, schwarz	16
Zwetschgen	13
Johannisbeeren, rot	11
Aprikosen	11
Äpfel	
– Goldparmäne	13
– Elstar	10
Backwaren und Bier	
Vollkorn-Knäckebrot	963
Weizenbrötchen	410
Vollkornbrot (je 50 % Roggen/Weizen)	136
Roggen-Mischbrot	93
W.-Vollkornbrot	67

Lebensmittel	Gesamtfolat
Pumpernickel	12
R.-Vollkornbrot	12
Pilsener Bier	6
Export -Bier	3
Weißwein	2,5
Innereien, Fleisch, Fisch, Vollei	
Rinderleber	62
Rindernieren	44
Schweineleber	28
Schweinenieren	16
Vollei	14
Brathähnchen	13
Forelle	7
Kabeljau	7
Rindfleisch	4
Schweinefleisch	3
Milch und Milchprodukte	
Limburger Käse	88
Camembert	36
Speisequark	33
Vollmilch	32
Magerquark	25
Joghurt	23
Sauerrahm	14
Allgäuer Emmentaler	4
H – Milch	2
Frischkäse	6

Quelle: Müller, Harald: Neubestimmung und
Bewertung der Folsäuregehalte von ausgewählten Lebensmitteln pflanzlicher und tierischer Herkunft. In: Ernährungs-Umschau 42 (1995), H. 5, 170–174

Vitamin-K-Gehalt ausgewählter Lebensmittel

Lebensmittel	µg/100g
Frauenmilch	0,5
Kuhmilch	
– 3,5 % Fett	4,0
– 1,5 % Fett	2,0
Magermilchjoghurt	0,5
Speisequark	
– 40 % Fett i. Tr.	50
– 20 % Fett i. Tr.	23
– mager	1,2
Hühnerei, gesamt	47,5
Butter, Maiskeimöl	60
Sonnenblumenöl	7,5
Dorschleber	100
Makrele	5
Brathuhn	bis 300
Schweinefleisch (Muskelfleisch ohne Fett)	18
Kalbsleber	88,5
Weizenmehl, Type 1700	30
Weizenkeime	131
Petersilie	620
Kohl (grüne Blätter, roh)	817
Spinat, roh	335
Kohlsprossen, Rosenkohl, roh	275
Kopfsalat	130
Broccoli	174
Sauerkraut, abgetropft, roh	62
Erbse (Schote und Samen)	33
Champignons	14
Tomaten	8

Lebensmittel	µg/100g
Kartoffeln	5
Mais, Korn	40
Zuckermais	3
Sojaöl	3
Kiwi	29
Erdbeeren	14
Rosinen	8
Äpfel	2
Bananen	0,5

Quellen: Elmadfa, Ibrahim und Leitzmann, Claus: Ernährung des Menschen. 3. Aufl. (Verlag Ulmer), Stuttgart 1998, S. 320; Leitzmann, Claus et al.: Ernährung in Prävention und Therapie. (Hippokrates-Verlag), Stuttgart 2001, S. 37

Phyllochinon-Gehalt (Vitamin-K1-Gehalt) ausgewählter Lebensmittel (in µg/100 g)

Lebensmittel	in µg/100 g
Milch und Milchprodukte	
Kuhmilch, 3,5 % Fett	0,3
Kuhmilch, 1,5 % Fett	0,2
Chesterkäse, 50 % Fett i.Tr.	2,3
Hüttenkäse	0,4
Emmentaler Käse, 45 % Fett i.Tr.	2,6
Eier, Fleisch, Fisch	
Hühnerei (Vollei)	8,9
Schweinefleisch, reines Muskelfleisch	18
Schweineleber	56
Huhn, Herz	720
Huhn, Leber	80
Makrele	5,0
Auster	0,1
Fette und Öle	
Erdnussöl, raffiniert	0,7
Kürbiskernöl	112
Kokosfett, raffiniert	10
Palmöl	8
Sesamöl, raffiniert	10
Weizenkeimöl	24
Butter (Süß- und Sauerrahmbutter)	7,0
Getreide, Brot	
Haferflocken	63
Mais, ganzes Korn	40
Weizenmehl, Type 1700	30

Lebensmittel	in µg/100 g
Weizenkeime	131
Weizenkleie (Speisekleie)	82
Roggenbrot	3,0
Weizen (mehl)brot (Weißbrot)	1,9
Weizenvollkornbrot	3,4
Kartoffeln, Gemüse	
Kartoffeln	2,1
Kohlrabi	7,0
Möhre, Karotte	15
Rettich	0,3
Sellerie	41
Blumenkohl	57
Broccoli	154
Chinakohl	80
Grünkohl	817
Kopfsalat	113
Petersilie, Blatt	421
Porree	47
Portulak	381
Rhabarber	11
Rosenkohl	236
Rotkohl	25
Sauerkraut, abgetropft	62
Schnittlauch	380
Spargel	40
Spinat	307
Weißkohl (Weißkraut)	70
Zwiebel	0,7

Lebensmittel	in µg/100 g
Aubergine	0,5
Bohne, grün	43
Gurke	13
Paprikaschote	11
Tomate	5,7
Zucchini	11
Zuckermais (Speisemais)	3,0
Erbse (Schote und Samen), grün	29
Leinsamen	5,0
Linse, Samen, trocken	123
Sojabohne, Samen, trocken	39
Sojamehl, vollfett	200
Champignon (Zuchtchampignon)	14
Obst, Früchte	
Apfel	3,7
Birne	4,9
Aprikose	3,3
Kirsche, süß	1,5
Pfirsich	2,3
Pflaume	8,3
Erdbeere	5,5
Heidelbeere, Blaubeere	12
Himbeere	10
Johannisbeere, rot	11
Johannisbeere, schwarz	30
Weintraube	15
Hagebutte	92
Apfelsine	3,8

Phyllochinon-Gehalt (Vitamin-K1-Gehalt) ausgewählter Lebensmittel (in µg/100 g)

Lebensmittel	in µg/100 g
Avocado	19
Banane	0,3
Kiwi	33
Honigmelone	0,5
Nüsse	
Cashewnuss	26
Haselnuss	9
Pistazie	60
Walnuss	2

Quelle: Souci/Fachmann/Kraut: Die Zusammensetzung der Lebensmittel. 6. Aufl., medpharm Scientific Publishers, Stuttgart 2000

Teil III
Referenzwerte

Tabelle 1: Referenzmaße von Körpergröße und Körpergewicht für die Berechnung des Grundumsatzes

Alter	Körpergröße cm		Körpergewicht kg	
	m	w	m	w
Säuglinge[1]				
0 bis unter 4 Monate	57,9	56,5	5,1	4,7
4 bis unter 12 Monate	70,8	68,9	8,7	8,1
Kinder[1]				
1 bis unter 4 Jahre	90,9	90,5	13,5	13,0
4 bis unter 7 Jahre	113,0	111,5	19,7	18,6
7 bis unter 10 Jahre	129,6	129,3	26,7	26,7
10 bis unter 13 Jahre	146,5	148,2	37,5	39,2
13 bis unter 15 Jahre	163,1	160,4	50,8	50,3
Jugendliche und Erwachsene[2]				
15 bis unter 19 Jahre[3]	174,0	166,0	67,0	58,0
19 bis unter 25 Jahre[4]	176,0	165,0	74,0	60,0
25 bis unter 51 Jahre[4]	176,0[5]	164,0[5]	74,0	59,0
51 bis unter 65 Jahre[4]	173,0	161,0[5]	72,0	57,0
65 Jahre und älter[4]	169,0	158,0[5]	68,0	55,0

1 Die Referenzwerte entsprechen den 50er Perzentilen der Wachstumsdaten des amerikanischen National Center for Health Statistics (NCHS), die auch in den RDA (8) als Referenzwerte verwendet werden. Angegeben sind die interpolierten Werte für die Mitte des jeweiligen Altersbereichs, d. h. für 2,0; 8,0 Monate sowie 2,5; 5,5; 8,5; 11,5; 14,0 Jahre.

2 Nach Größenmessungen an einer für die Bundesrepublik Deutschland repräsentativen Personengruppe (Pudel V: Ernährungsbericht 1980) (3), sowie unveröffentlichten Daten der Verbundstudie VERA und der Nationalen Verzehrsstudie.

3 Körpergewicht berechnet aus den Größenmessungen basierend auf einem wünschenswerten Body Mass Index (BMI = Körpergewicht [kg]/Quadrat der Körperlänge [m^2]) von 22 für Männer und 21 für Frauen [12].

4 BMI 24 für Männer und 22 für Frauen (Definition von BMI siehe 3).

5 Nach Größenmessungen des Gesundheitssurvey Ost-West, Befragungs- und Untersuchungssurvey in den neuen und alten Bundesländern, Public Use File OW91 (1990–92), Dokumentation des Datensatzes zusammengestellt von Dr. Heribert Stolzenberg, Robert Koch-Institut, Bundesinstitut für Infektionskrankheiten und nicht übertragbare Krankheiten, Berlin, Oktober 1995.

Tabelle 2: Grundumsatz, berechnet mit den Referenzmaßen der Tabelle 1 sowie unter Verwendung der prädiktiven Formel von FAO/WHO/UNU (16) (Berücksichtigung von Geschlecht, Alter und Körpergewicht)

Alter	Körpergewicht (kg)		Grundumsatz (MJ/Tag)		Grundumsatz (kcal/Tag)	
	m	w	m	w	m	w
15 bis unter 19 Jahre	67	58	7,6	6,1	1820	1460
19 bis unter 25 Jahre	74	60	7,6	5,8	1820	1390
25 bis unter 51 Jahre	74	59	7,3	5,6	1740	1340
51 bis unter 65 Jahre	72	57	6,6	5,3	1580	1270
65 Jahre und älter	68	55	5,9	4,9	1410	1170

Tabelle 3: Beispiele für den durchschnittlichen täglichen Energieumsatz bei unterschiedlichen Berufs- und Freizeittätigkeiten von Erwachsenen

Arbeitsschwere und Freizeitverhalten	**PAL[1,2]**	**Beispiele**
ausschließlich sitzende oder liegende Lebensweise	1,2	alte, gebrechliche Menschen
ausschließlich sitzende Tätigkeit mit wenig oder keiner anstrengenden Freizeitaktivität	1,4–1,5	Büroangestellte, Feinmechaniker
sitzende Tätigkeit, zeitweilig auch zusätzlicher Energieaufwand für gehende und stehende Tätigkeiten[2]	1,6–1,7	Laboranten, Kraftfahrer, Studierende, Fließbandarbeiter
überwiegend gehende und stehende Arbeit[2]	1,8–1,9	Hausfrauen, Verkäufer, Kellner, Mechaniker, Handwerker
körperlich anstrengende berufliche Arbeit[2]	2,0–2,4	Bauarbeiter, Landwirte, Waldarbeiter, Bergarbeiter, Leistungssportler

1 PAL = (physical activity level), durchschnittlicher täglicher Energiebedarf für körperliche Aktivität als Mehrfaches des Grundumsatzes.
2 Für sportliche Betätigungen oder für anstrengende Freizeitaktivitäten (30–60 Minuten, 4–5mal je Woche) können zusätzlich pro Tag 0,3 PAL-Einheiten zugelegt werden.

Tabelle 4: Richtwerte für die durchschnittliche Energiezufuhr bei Personen unterschiedlichen Alters in Abhängigkeit vom Grundumsatz und von steigender körperlicher Aktivität (PAL-Werte, vgl. Tabelle 3)
Bei Abweichungen vom Normbereich, insbesondere bei Übergewicht und bei geringer körperlicher Aktivität, sind Korrekturen der Richtwerte notwendig. Entscheidender Kontrollparameter ist das aktuelle Körpergewicht.

Alter	Grundumsatz		Körperliche Aktivität (PAL-Werte)							
			1,4		1,6		1,8		2,0	
	MJ/Tag	kcal/Tag	MJ	kcal	MJ	kcal	MJ	kcal	MJ	kcal
Jugendliche und Erwachsene (m)										
15 bis unter 19 Jahre	7,6	1820	10,6	2500	12,2	2900	13,7	3300	15,2	3600
19 bis unter 25 Jahre	7,6	1820	10,6	2500	12,2	2900	13,7	3300	15,2	3600
25 bis unter 51 Jahre	7,3	1740	10,2	2400	11,7	2800	13,1	3100	14,6	3500
51 bis unter 65 Jahre	6,6	1580	9,2	2200	10,6	2500	11,9	2800	13,2	3200
65 Jahre und älter	5,9	1410	8,3	2000	9,4	2300	10,6	2500	11,8	2800
Jugendliche und Erwachsene (w)										
15 bis unter 19 Jahre	6,1	1460	8,5	2000	9,8	2300	11,0	2600	12,2	2900
19 bis unter 25 Jahre[1,2]	5,8	1390	8,1	1900	9,3	2200	10,4	2500	11,6	2800
25 bis unter 51 Jahre[1,2]	5,6	1340	7,8	1900	9,0	2100	10,1	2400	11,2	2700
51 bis unter 65 Jahre	5,3	1270	7,4	1800	8,5	2000	9,5	2300	10,6	2500
65 Jahre und älter	4,9	1170	6,9	1600	7,5	1800	8,8	2100	9,8	2300

1 **Schwangere** erhalten über die gesamte Schwangerschaft eine Zulage von 1,1 MJ/Tag (255 kcal/Tag) (nach Prentice [91); die Zulage ist unabhängig vom jeweiligen PAL-Wert.
2 **Stillende** erhalten folgende Zulagen (nach Prentice (9); die Zulage ist unabhängig vom jeweiligen PAL-Wert:
- bis einschließlich 4. Monat: + 2,7 MJ/Tag (635 kcal/Tag),
- weiter volles Stillen nach dem 4. Monat: + 2,2 MJ/Tag (525 kcal/Tag),
- nur partielles Stillen nach dem 4. Monat: + 1,2 MJ/Tag (285 kcal/Tag).

Tabelle 5: Richtwerte für die Zufuhr von Wasser[1]

Alter	Wasserzufuhr durch Getränke[2] ml/Tag	Wasserzufuhr durch feste Nahrung[3] ml/Tag	Oxidationswasser[4] ml/Tag	Gesamt-Wasser-aufnahme[5] ml/Tag	Wasserzufuhr durch Getränke und feste Nahrung ml/kg u. Tag
Säuglinge					
0 bis unter 4 Monate[6]	620	–	60	680	130
4 bis unter 12 Monate	400	500	100	1000	110
Kinder					
1 bis unter 4 Jahre	820	350	130	1300	95
4 bis unter 7 Jahre	940	480	180	1600	75
7 bis unter 10 Jahre	970	600	230	1800	60
10 bis unter 13 Jahre	1170	710	270	2150	50
13 bis unter 15 Jahre	1330	810	310	2450	40
Jugendliche u. Erwachsene					
15 bis unter 19 Jahre	1530	920	350	2800	40
19 bis unter 25 Jahre	1470	890	340	2700	35
25 bis unter 51 Jahre	1410	860	330	2600	35
51 bis unter 65 Jahre	1230	740	280	2250	30
65 Jahre und älter	1310	680	260	2250	30
Schwangere	1470	890	340	2700[7]	35
Stillende	1710	1000	390	3100[7]	45

1 Bei bedarfsgerechter Energiezufuhr und durchschnittlichen Lebensbedingungen. Die Werte wurden absichtlich wenig gerundet, um die Nachvollziehbarkeit ihrer Berechnungen zu gewährleisten.
2 Wasserzufuhr durch Getränke-Gesamtwasseraufnahme-Oxidationswasser-Wasserzufuhr durch feste Nahrung.
3 Wasser in fester Nahrung etwa 78,9 ml/MJ (= 0,33 ml/kcal).
4 Etwa 29,9 ml/MJ (= 0,125 ml/kcal).
5 Gestillte Säuglinge etwa 360 ml/MJ (= 1,5 ml/kcal), Kleinkinder etwa 290 ml/MJ (=1,2 ml/kcal), Schulkinder, junge Erwachsene etwa 250 ml/MJ (=1,0 ml/kcal), ältere Erwachsene etwa 270 ml/MJ), (=1,1 ml/kcal), einschließlich Oxidationswasser (etwa 29,9 ml/MJ bzw. 0,125 ml/kcal).
6 Hierbei handelt es sich um einen Schätzwert.
7 Gerundete Werte.

Tabelle 6: Empfohlene Nährstoffzufuhr pro Tag*

Alter	Protein		Protein		Essentielle Fettsäuren		Vitamin A		Vitamin D[9]	Thiamin		Riboflavin		Niacin		Vitamin B6	
	g/kg[1]/Tag		g/Tag		% der Energie		mg RÄ[7]		µg			mg		mg NÄ[12]		mg	
	m	w	m	w	n–6	n–3[6]	m	w		m	w	m	w	m	w	m	w
Säuglinge																	
0 bis unter 4 Monate	2,7/2,0/1,5[2]		12/10/10[2]		4,0	0,5	0,5[6]		10[10]	0,2[6]		0,3[6]		2[6]		0,1[6]	
4 bis unter 12 Monate	1,3/1,1[3]		10/10[3]		3,5	0,5	0,6		10[10]	0,4		0,4		5		0,3	
Kinder																	
1 bis unter 4 Jahre	1,0		14	13	3,0	0,5	0,6		5	0,6		0,7		7		0,4	
4 bis unter 7 Jahre	0,9		15	17	2,5	0,5	0,7		5	0,8		0,9		10		0,5	
7 bis unter 10 Jahre	0,9		24	24	2,5	0,5	0,8		5	1,0		1,1		12		0,7	
10 bis unter 13 Jahre	0,9		34	35	2,5	0,5	0,9	0,9	5	1,2	1,0	1,4	1,2	15	13	1,0	
13 bis unter 15 Jahre	0,9		46	45	2,5	0,5	1,1	1,0	5	1,4[11]	1,1[11]	1,6[11]	1,3[11]	18[11]	15[11]	1,4	
Jugendliche und Erwachsene																	
15 bis unter 19 Jahre	0,9	0,8	60	46	2,5	0,5	1,1	0,9	5	1,3	1,0	1,5	1,2	17	13	1,6	1,2
19 bis unter 25 Jahre	0,8		59	48	2,5	0,5	1,0	0,8	5	1,3	1,0	1,5	1,2	17	13	1,5	1,2
25 bis unter 51 Jahre	0,8		59	47	2,5	0,5	1,0	0,8	5	1,2	1,0	1,4	1,2	16	13	1,5	1,2
51 bis unter 65 Jahre	0,8		58	46	2,5	0,5	1,0	0,8	5	1,1	1,0	1,3	1,2	15	13	1,5	1,2
65 Jahre und älter	0,8		54	44	2,5	0,5	1,0	0,8	10	1,0	1,0	1,2	1,2	13	13	1,4	1,2
Schwangere				58[4]	2,5	0,5		1,1[4]	5		1,2[4]		1,5[4]		15[4]		1,9[4]
Stillende				63[5]	2,5	0,5		1,5[8]	5		1,4		1,6		17		1,9

Alter	Folsäure (Nahrungs-folat) µg FÄ[13]	Vitamin B_{12} µg	Vitamin C mg	Calcium mg	Phosphor mg	Magnesium mg m	w	Eisen mg m	w[24]	Jod µg D[28],A	WHO,CH	Zink mg m	w
Säuglinge													
0 bis unter 4 Monate	60[2]	0,4[6]	50[6]	220[6]	120[6]	24[6]		0,5[6,25,26]		40[6]	50	1,0[6]	
4 bis unter 12 Monate	80	0,8	55	400[6]	300	60		8[25]		80	50	2,0	
Kinder													
1 bis unter 4 Jahre	200	1,0	60	600	500	80		8		100	90	3,0	
4 bis unter 7 Jahre	300	1,5	70	700	600	120		8		120	90	5,0	
7 bis unter 10 Jahre	300	1,8	80	900	800	170		10		140	120	7,0	
10 bis unter 13 Jahre	400	2,0	90	1100	1250	230	250	12	15	180	120	9,0	7,0
13 bis unter 15 Jahre	400	3,0	100	1200	1250	310	310	12	15	200	150	9,5	7,0
Jugendliche und Erwachsene													
15 bis unter 19 Jahre	400[14]	3,0	100[17]	1200	1250	400	350	12	15	200	150	10,0	7,0
19 bis unter 25 Jahre	400[14]	3,0	100[17]	1000	700	400	310	10	15	200	150	10,0	7,0
25 bis unter 51 Jahre	400[14]	3,0	100[17]	1000	700	350	300	10	15	200	150	10,0	7,0
51 bis unter 65 Jahre	400	3,0	100[17]	1000	700	350	300	10	10	180	150	10,0	7,0
65 Jahre und älter	400	3,0	100[17]	1000	700	350	300	10	10	180	150	10,0	7,0
Schwangere	600[14]	3,5[15]	110	1000[19]	800[21]	310[23]		30		230	200		10,0[4]
Stillende	600	4,0[16]	150[18]	1000[20]	900[22]	390[23]		20[27]		260	200		11,0

Anmerkungen siehe nächste Seite

Anmerkungen zu Tabelle 6: Empfohlene Nährstoffzufuhr pro Tag

* Richtwerte für die Zufuhr von Energie, Fett, Cholesterin, Kohlenhydraten, Ballaststoffen (Nahrungsfasern), Alkohol, Wasser und Fluorid sowie Angaben zu ß-Carotin, Natrium, Chlorid und Kalium befinden sich in den entsprechenden Kapiteln.
1 Bezogen auf das Referenzgewicht.
2 0–1 / 1–2 / 2–4 Monate; s. auch Text im Kapitel Protein.
3 4–6 / 6–12 Monate; s. auch Text im Kapitel Protein.
4 Ab 4. Monat der Schwangerschaft.
5 Ca. 2 g Protein-Zulage pro 100 g sezernierte Milch.
6 Hierbei handelt es sich um einen Schätzwert.
7 1 mg Retinol-Äquivalent = 1 mg Retinol = 6 mg all-trans-ß-Carotin = 12 mg andere Provitamin A-Carotinoide = 1,15 mg all-trans-Retinylacetat = 1,83 mg all-trans-Retinylpalmitat; 1 IE = 0,3 µg Retinol.
8 Ca. 70 µg Refinol-Äquivalente-Zulage pro 100 g sezernierte Milch.
9 1 µg = 40 IE; 1 IE = 0,025 µg.
10 Die Deutsche Gesellschaft für Kinderheilkunde empfiehlt unabhängig von der Vitamin-D-Produktion durch UV-Licht in der Haut und der Vitamin D-Zufuhr durch Frauenmilch bzw. Säuglingsmilchnahrungen (Basisvitaminierung) zur Rachitisprophylaxe bei gestillten und nicht gestillten Säuglingen die tägliche Gabe einer Vitamin-D-Tablette von 10–12,5 µg (400–500 IE ab dem Ende der 1. Lebenswoche bis zum Ende des 1. Lebensjahres. Die Prophylaxe kann im 2. Lebensjahr in den Wintermonaten fortgeführt werden.
11 Der hohe Wert ergibt sich durch den Bezug zur Energiezufuhr (Tab. 4, S. 31).
12 1 mg Niacin-Äquivalent = 60 mg Tryptophan.
13 Berechnet nach der Summe folatwirksamer Verbindungen in der üblichen Nahrung = Folat-Äquivalente (gemäß neuer Definition).
14 Frauen, die schwanger werden wollen oder können, sollten zusätzlich 400 µg synthetische Folsäure (= Pteroylmonoglutaminsäure/PGA) in Form von Supplementen aufnehmen, um Neuralrohrdefekten vorzubeugen. Diese erhöhte Folsäurezufuhr sollte spätestens 4 Wochen vor Beginn der Schwangerschaft erfolgen und während des ersten Drittels der Schwangerschaft beibehalten werden.
15 Insbesondere zur Erhaltung der Nährstoffdichte.
16 Ca. 0.13 µg Vitamin B_{12} Zulage pro 100 g sezernierte Milch.
17 Raucher 150 mg/Tag.
18 Unter Berücksichtigung der mit 750 ml Frauenmilch sezernierten Vitamin-C-Menge.
19 Schwangere < 19 Jahre 1200 mg.
20 Stillende < 19 Jahre 1200 mg.
21 Schwangere < 19 Jahre 1250 mg.
22 Stillende < 19 Jahre 1250 mg.
23 Schwangere < 19 Jahre 350 mg.
24 Nichtmenstruierende Frauen, die nicht schwanger sind oder nicht stillen: 10 mg/Tag.
25 Ausgenommen Unreifgeborene.
26 Ein Eisenbedarf besteht infolge der dem Neugeborenen von der Plazenta als Hb-Eisen mitgegebenen Eisenmenge erst ab dem 4. Monat.
27 Diese Angabe gilt für stillende und nicht stillende Frauen nach der Geburt zum Ausgleich der Verluste während der Schwangerschaft.
28 D = Deutschland, A = Österreich, CH = Schweiz, WHO = Weltgesundheitsorganisation.

Tabelle 7: Schätzwerte für eine angemessene Zufuhr pro Tag

Alter	Vitamin E mg TÄ[1,2]		Vitamin K µg		Pantothen-säure mg	Biotin µg	Selen µg	Kupfer mg	Mangan mg	Chrom µg	Molybdän µg
	m	w	m	w							
Säuglinge											
0 bis < 4 Monate	3		4		2	5	5–15	0,2–0,6	—[4]	1– 10	7
4 bis < 12 Monate	4		10		3	5–10	7–30	0,6–0,7	0,6–1,0	20– 40	20– 40
Kinder											
1 bis < 4 Jahre	6	5	15		4	10–15	10–40	0,5–1,0	1,0–1,5	20– 60	25– 50
4 bis < 7 Jahre	8	8	20		4	10–15	15–45	0,5–1,0	1,5–2,0	20– 80	30– 75
7 bis < 10 Jahre	10	9	30		5	15–20	20–50	1,0–1,5	2,0–3,0	20–100	40– 80
10 bis < 13 Jahre	13	11	40		5	20–30	25–60	1,0–1,5	2,0–5,0	20–100	50–100
13 bis < 15 Jahre	14	12	50		6	25–35	25–60	1,0–1,5	2,0–5,0	20–100	50–100
Jugendliche und Erwachsene											
15 bis < 19 Jahre	15	12	70	60	6	30–60	30–70	1,0–1,5	2,0–5,0	30–100	50–100
19 bis < 25 Jahre	15	12	70	60	6	30–60	30–70	1,0–1,5	2,0–5,0	30–100	50–100
25 bis < 51 Jahre	14	12	70	60	6	30–60	30–70	1,0–1,5	2,0–5,0	30–100	50–100
51 bis < 65 Jahre	13	12	80	65	6	30–60	30–70	1,0–1,5	2,0–5,0	30–100	50–100
65 Jahre und älter	12	11	80	65	6	30–60	30–70	1,0–1,5	2,0–5,0	30–100	50–100
Schwangere		13		60	6	30–60	30–70	1,0–1,5	2,0–5,0	30–100	50–100
Stillende		17[3]		60	6	30–60	30–70	1,0–1,5	2,0–5,0	30–100	50–100

1 1 mg RRR-α-Tocopherol-Äquivalent =1 mg RRR-α-Tocopherol = 1,49 IE:1 IE = 0,67 mg RRR-α-Tocopherol = 1 mg all-rac-α-Tocopherylacetat.
2 1 mg RRR-α-Tocopherol (D-α-Tocopherol) – Äquivalent = 1,1 mg RRR-α-Tocopherylacetat) (D-α-Tocopherylacetat) = 2 mg RRR-ß-Tocopherol (D-ß-Tocopherol) – 4 mg RRR-y-Tocopherol (D-y-Tocopherol) = 100 mg RRR-δ-Tocopherol (D-δ-Tocopherol) = 3,3 mg RRR-α-Tocotrienol) (D-α-Tocotrienol) – 1,49 mg all-raca-α-Tocopherylacetat (D, L-α-Tocopherylacetat).
3 ca. 260 µg RRR-a-Tocopherol-Äquivalente-Zulage pro 100 g sezernierte Milch.
4 —— = keine Angabe; s. Text

Quelle (Tab. 1–7): D-A-CH-Referenzwerte für die Nährstoffzufuhr, 1. Aufl., Frankfurt am Main 2000

Literatur

Souci, S. W. / Fachmann, W. / Kraut, H.: Die Zusammensetzung der Lebensmittel. Nährwert – Tabellen. 6. Aufl., medpharm Scientific Publishers, Stuttgart 2000

Bundeslebensmittelschlüssel, Version II. 3. Berlin 2000

D – A – CH – Referenzwerte für die Nährstoffzufuhr. 1. Aufl., Umschau / Braus – Verlag, Frankfurt/M 2000

Deutsche Gesellschaft für Ernährung e. V. (Hrsg.): Ernährungsbericht 2000. Druckerei Henrich, Frankfurt/M 2000

Heseker, Helmut und Heseker, Beate: Die aktuelle Umschau Nährwert- und Kalorientabelle. 3. korr. Aufl., Umschau/Braus-Verlag, Frankfurt/M. 1999

Elmadfa, I.; Aign, W.; Muskat, E.; Fritzsche, D.: Die große GU Nährwert- und Kalorientabelle. Neuausgabe 2000/2001. 4. Aufl. Gräfe u. Unzer Verlag, München 2001

Müller, Harald: Neubestimmung und Bewertung der Folsäuregehalte von ausgewählten Lebensmitteln pflanzlicher und tierischer Herkunft. In: Ernährungs – Umschau 42 (1995), H. 5, S.170–174

Diverse Herstellerangaben, zitiert in: DGE-Info (Beilage zur Ernährungs-Umschau), 1995–2001

Leitzmann, Claus et al.: Ernährung in Prävention und Therapie. Ein Lehrbuch. (Hippokrates-Verlag), Stuttgart 2001

Bestfoods Ernährungs Forum (Hrsg.): Nährwerte Endverbraucher-Sortiment. Heilbronn 2000

Günster, Karl-Heinz; Fröleke, Hartmut; Sebastian, Kathrin: Humboldt-Nährwertplaner. Humboldt-TB Bd. 659, München 1991

Deutsche Gesellschaft für Ernährung e. V. (Hrsg.): Richtige Ernährung bei erhöhtem Harnsäurespiegel und Gicht. Druckerei Henrich, Frankfurt/M. 1980

Wolfram, Günther: Das moderne Konzept der Ernährung bei Gicht. In: Akt. Ernähr. Med. 17 (1992), 24–32

Biesalski, H. K.; Schrezenmeir, J.; Weber, P.; Weiß, H. E.: Vitamine – Physiologie, Pathophysiologie, Therapie. (Thieme-Verlag) Stuttgart 1997

CPC Deutschland GmbH (Hrsg.): Gicht, Hyperurikämie, Harnsäuresteine. (Broschüre) Heilbronn 1997

AID (Hrsg.): Fast Food – Essen auf die Schnelle. H. 1199/1994

Langnese – Iglo: Nährwerttabelle für alle Tiefkühlkost – und Speiseeisprodukte im Lebensmitteleinzelhandel (Stand: 9/2000)

Pietrzik, Klaus u. Brachmann, Sonja: Folat – Äquivalente – neue Definitionen sorgen für Verwirrung. In: Ernährungs-Umschau 48 (2001),113

Frank, Anneliese u. Hagen, M.: Die Bedeutung der Folsäure bei der Prävention von Arteriosklerose und Neuralrohrdefekten. In: Akt. Ernähr. Med 25 (2000),147–150

Register

Die Deutsche Bibliothek –
CIP-Einheitsaufnahme

Fröleke, Hartmut
Kleine Nährwertabelle-Tabelle der Deutschen
Gesellschaft für Ernährung e. V. /
begr. von Willi Wirths.
Hrsg. von Hartmut Fröleke. – 42., überarb. und
aktualisierte Aufl. – Frankfurt am Main:
Umschau/Buchverlag, 2002
ISBN 3-8295-7135-6

Umschlaggestaltung: Komplus, Heidelberg
Satz: Pinkuin, Berlin
Druck und Bindung: Westermann Druck, Zwickau

Printed in Germany

ISBN 3-8295-7135-6

Besuchen Sie uns im Internet:
www.umschau-buchverlag.de